U0216389

丛书总主编

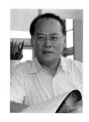

杨叔禹，医学博士，主任医师，教授，博士研究生导师。厦门大学附属第一医院名誉院长，厦门大学中西医结合中心主任。

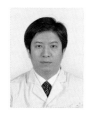

孙凤平，医学博士后，副主任医师，硕士研究生导师。河南省儿童医院东三街院区中医科主任，河南省中医药拔尖人才培养人才，师从全国名老中医杨叔禹教授。

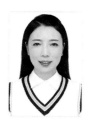

代春美，医学博士，教授，硕士研究生导师。锦州医科大学生命科学研究院副院长，辽宁省产业技术研究院中药标准化研究所所长。师从全国名老中医杨叔禹教授。中华中医药学会中成药分会副主任委员、中华中医药学会基层糖尿病防治专家指导委员会副主任。

本书主编

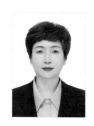

孙新宇，医学博士后，副主任医师，硕士研究生导师，河南中医药大学第二附属医院(河南省中医院)内分泌科副主任，师从全国名老中医杨叔禹教授。

国家中医药管理局全国名老中医药专家传承工作室建设项目资助

丛书总主编：杨叔禹 孙凤平 代春美

清宫御醫诊療精華

御医姚宝生研究

孙新宇 杨叔禹 主编

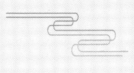

厦门大学出版社
XIAMEN UNIVERSITY PRESS
国家一级出版社
全国百佳图书出版单位

图书在版编目（CIP）数据

御医姚宝生研究 / 孙新宇，杨叔禹主编. -- 厦门：
厦门大学出版社，2024.6
（清宫御医诊疗精华 / 杨叔禹，孙凤平，代春美总
主编）
ISBN 978-7-5615-9336-3

Ⅰ．①御… Ⅱ．①孙… ②杨… Ⅲ．①中医学-临床
医学-经验-中国-清代 Ⅳ．①R249.49

中国国家版本馆CIP数据核字(2024)第065117号

责任编辑　李峰伟　黄雅君
美术编辑　蒋卓群
技术编辑　许克华

出版发行　厦门大学出版社
社　　址　厦门市软件园二期望海路 39 号
邮政编码　361008
总　　机　0592-2181111　0592-2181406(传真)
营销中心　0592-2184458　0592-2181365
网　　址　http://www.xmupress.com
邮　　箱　xmup@xmupress.com
印　　刷　厦门集大印刷有限公司

开本　720 mm×1 020 mm　1/16
印张　18.25
插页　2
字数　220 千字
版次　2024 年 6 月第 1 版
印次　2024 年 6 月第 1 次印刷
定价　66.00 元

厦门大学出版社
微信二维码

厦门大学出版社
微博二维码

总　序

　　为什么对清太医院的脉案产生浓厚兴趣，并萌生对清宫御医的诊疗经验展开系统研究的想法？这完全缘自我的老师陈可冀院士《清宫医案研究》的影响。

　　首先，我们应当看到，太医院的御医一定是当时最优秀的医生群体之一，这仅从御医的选拔制度就可见一斑。

　　清太医院御医的选拔任用有非常严格的考核制度。在进入太医院之前，有的已是名传遐迩的一方名医，由封疆大吏举荐应诏进入；有的则出自名医门下，经严格考试考核录用。可以说，凡能进入太医院者，皆为一时之选，如张仲元、赵文魁等是太医院自己培养的御医，曾先后升任太医院院使；陈莲舫、力钧、马培之等，本为一方名医，应诏入宫为光绪帝、慈禧太后诊脉。可以说，太医院医家们是当时最优秀的医家群体。

　　尤为重要的是，御医的学问、学识及诊疗技术一定造诣深厚，疗效显著，必须有过硬的本领。临证疗效，是皇室选用和考核御医的主要依据。倘若疗效不彰，即便出身名师门下，或名震一方，仍会被弃而不用。帝、后服药后无效，甚至病情加重，参与诊疗的医家轻则受到斥责，重则被革职，并不鲜见。虽历来民间有"翰林院的文章、太医院的药方"之说，嘲讽御医用药平庸敷衍，不痛不痒，四平八稳；但当我们翻开清宫脉案，便不难发现，

1

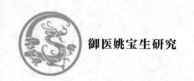

其实不然。太医院的医家们所用方药，皆是依据患者体质和病情而定施，诸如大承气汤、十枣汤、四逆汤、控涎丹等大寒大热、峻药猛剂，若病情需要，御医们用之也毫不手软。故御医临证用药，必须担当，即使不能达到"起死回生"之效，也必须让他人迅速看到效果，常常是一至两剂便可获效。高超的诊疗技术与卓越的疗效，是清太医院医家的"立足之本"。

翻开这些脉案，可以看到御医们医理学养之精微，处方用药之精思，确有很高的研究价值。从脉案可见，御医们理论根底扎实，临证标本兼顾，调治结合，理法方药，丝丝入扣，令人叹服。

需要特别强调的一点是，真实、可靠，是清太医院脉案的一大特点，也正是这批医学文献的真正价值所在！

历代医案，浩如烟海，佳作不少，亦不乏渲染、虚夸之文；但太医院的医疗文件则不然。皇室对御医诊脉、用药的审查、复核极为详细、严格。御医所拟之脉案、方药，先交由帝、后御览，有时候近亲自增减药味。而后方可配药、煎药。薛宝田《北行日记》载："草稿呈内务府、太医院与诸医，看后用黄笺折子楷书，进呈皇太后御览。所用之药，内务府大臣用黄签在本草书上标记。御览后，御药房配药。"药物的煎制须由太医院御医与太监在御药房相互监督，一同合药，两剂合为一剂，共煎。煎好后分为两杯，御医、太监先尝其中一杯，确保安全后方能进呈帝王、后妃等患者服用。所配药品须照御览原方，药名、品味、分量均需详明，否则将以"大不敬"论罪。可见，清太医院医案是重要的医疗文件，内容不允许虚浮，更不可能篡改，疗效不可以拔高夸大，只能严格"写实"，不敢有任何"修饰""润色"或错误。所以这批脉案是真实可靠的，有极高的研究价值。

我在阅读这些脉案时，一直在思索：如何从更好的路径去学习和研究这些琳琅满目的珍贵医案呢？如何能将这些医家的诊疗精华展示于世呢?

从 2012 年开始,在陈可冀先生的指导下,我和孙凤平博士等一起,查阅了大量的清太医院医家相关文献,经过长期酝酿,确定以医家为纲、以医案为目的研究思路。这样既可以挖掘不同医家的辨证思路和处方用药特点,也有利于观察不同患者的疾病特点。2015 年,《清太医院医家研究》面世,首次将每位医家的诊疗特色各自呈现于世。

继《清太医院医家研究》之后,我们团队,包含河南省儿童医院孙凤平博士、锦州医科大学代春美教授等专家,就在谋划如何挖掘清太医院众多医家各自独特的学术思想,以备陆续出版"清宫御医诊疗精华"系列丛书。目前,刘小溪博士和孙新宇博士先后完成了对张仲元和姚宝生脉案的整理与系统分析,挖掘了以上两位御医的诊疗特色与学术思想,并分别成书——《御医张仲元研究》和《御医姚宝生研究》。代春美博士专项申请了清宫医家研究课题,并推出清宫医案研究专题片。

在清太医院医家中,张仲元、姚宝生是清朝末年具有代表性的医家,也是为慈禧太后、光绪帝、宣统帝等诊疗的主要御医,从脉案中可以看到他们高超的诊疗技术。

张仲元先生是光绪、宣统年间御医,曾任太医院院使为"花翎五品顶戴,兼上药房值宿供奉官",是清末最重要、最著名的御医之一,也是为皇室患者诊疗最多的御医。其参与了为光绪帝、慈禧太后、宣统帝、隆裕皇太后、珍妃、恭亲王奕䜣等多位皇室患者请脉。观其脉案,可知张仲元处方用药具有方平量轻、药味精简、注重调理等诸多特点。每次诊病用药,张仲元总能根据病邪性质与患者体质灵活选方用药,值得后人学习。

姚宝生先生是光绪年间御医,据《光绪朝实录·卷五百六十一》载,光绪帝于光绪三十二年(1906 年)手谕:"以圣躬大安,赏

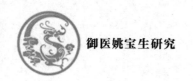

工部尚书陆润庠蟒袍大缎，商部主事力钧、太医院院判姚宝生食四品禄，张仲元花翎。"可知其曾任太医院院判。姚宝生所参与诊疗的数百则脉案中，为慈禧太后请脉就达400余则。如此被慈禧太后"倚重"，其医术可见一斑。

今后，我们还将继续整理、研究更多的清太医院医家的诊疗经验，陆续为广大读者呈现更多的清宫御医的诊疗精华！

杨叔禹

2023年7月

前　言

　　清代宫廷医案是清太医院优秀医家群体经验精华的集中体现，对其进行深入研究对传承古代医家的宝贵经验具有重要意义。

　　从 2016 年开始，笔者有幸师从杨叔禹教授，并从事清宫各家医案的学习研究工作。在陈可冀先生《清宫医案研究》的影响下，杨老师多年来带领团队对清宫医家群体及其医案进行深入研究，于 2015 年出版了《清太医院医家研究》一书，该书的出版对清宫医案的研究具有较高的学术价值。目前，团队集中研究清太医院优秀医家的诊疗思路、遣方用药特点，准备陆续推出《清宫御医诊疗精华》系列丛书，笔者有幸承担姚宝生脉案的研究工作。

　　姚宝生，字铁臣，生于清道光十六年（公元 1836 年），河北任邱县吕公堡村人，清朝四品御医，曾任太医院右院判。据《光绪朝实录·卷五百六十一》载，光绪帝于光绪三十二年（1906 年）手谕："以圣躬大安，赏工部尚书陆润庠蟒袍大褂，商都主事力钧、太医院判姚宝生食四品禄，张仲元花翎。"可知姚宝生官至太医院院判。

　　姚宝生出身贫寒家庭，常感于族亲染疾易逝，遂弃科举，潜心医术。同治二年（公元 1863 年），鹿传霖赴任江苏巡抚时，途经任丘县吕公堡，忽而患病，群医束手，姚宝生应聘前往，一矢中

1

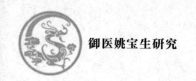

的,使其速然痊愈。之后,鹿传霖邀姚宝生为幕府,二人私交甚好。慈禧太后命李莲英征诏御医,姚宝生得鹿传霖举荐而入太医院。同治三年(公元1864年),在御医考试中姚宝生独占鳌头,以"扁鹊重现、华佗再生"之誉晋升,赐六品花翎顶戴;之后又经李莲英举荐,晋升为五品御医。光绪二十六年(公元1900年),因庚子之乱与朝中政治斗争,慈禧令任邱知县将其秘密保护,并于次年将其送回太医院。光绪二十九年(公元1903年)二月,姚宝生复原职,任太医院御医,并于光绪三十年(公元1904年)十一月署理太医院右院判,晋升为四品御医。

光绪三十四年(公元1908年),慈禧太后去世,次年姚宝生辞任返乡,于民国七年(公元1918年)逝世,享年82岁。

姚宝生所参与诊疗的700多则医案中,仅慈禧太后脉案就多达400余则,曾有云其为慈禧太后的"专用御医"。姚宝生除为慈禧太后请脉外,《清宫医案研究》记载其还为光绪帝、李莲英总管、瑾妃、顺城郡王福晋、垣大奶奶、二格格、三格格、四格格、崔玉贵总管等人诊治,并参与了恭亲王的临终救治。能够为帝后权臣诊治,并居于太医院右院判,可见其医术之高超。

通过对姚宝生医案进行研究与整理,笔者窥见其治疗疾病善于调肝、养肝,治疗目疾内外并治、方法多样,喜用代茶饮;采用多种外治法治疗慈禧太后面风筋挛、头目不爽等症;对咳嗽、头晕、消化不快、泄泻等病证治疗具有独特的遣方用药规律。

时光荏苒,岁月如梭。衷心地感谢我的老师杨叔禹教授多年来给予的指导与谆谆教诲;感谢师兄孙凤平主任、师姐代春美教授、师妹刘小溪教授,以及师弟张智海、李振在整理编撰过程中给予的大力支持和帮助。

孙新宇
2024年3月

目　录

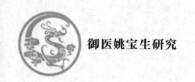

第一章　姚宝生医案精粹

第一节　调肝有度,清养结合

姚宝生为慈禧太后、李莲英总管及多位格格诊治疾病,观其医案可见,慈禧太后多见肝经郁热、肝胃热盛、肝胃不和、胃有饮滞、肺胃热饮等症。肝经郁热多采用清肝泻热;肝胃热盛多采用清肝热、化滞消积;肝脾不和多采用健脾和胃导滞、疏肝行气。其遣方用药注重调肝,方法千变万化。

一、清肝热

慈禧太后经历多次政变、改革,深居宫中而忧思多虑,故多见肝气郁结证;肝郁日久化火,故多见肝经郁热。姚宝生多用桑叶、菊花、黄连等清肝热,以柴胡、香附、厚朴疏肝理气。

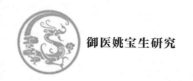

【医案1】

光绪三十二年正月二十五日酉刻,姚宝生请得慈禧太后脉息左关弦而稍数、右寸关沉滑近数,肝经有火,肺胃蓄有饮热,气道欠舒。今用清热化湿理气之法调理。

甘菊三钱　酒黄芩一钱五分　羚羊角六分　酒黄连炭一钱五分(研)　橘红一钱二分(老树)　炙厚朴一钱　川贝母二钱(研)　炙香附二钱　云茯苓四钱　枳壳一钱五分(炒)　谷芽三钱(炒)　生甘草一钱

引用鲜青果五个(研)

【医案2】

光绪三十二年正月二十六日,张仲元、姚宝生请得慈禧太后脉息左关弦而稍数、右寸关沉滑近数,肝经有火,肺胃蓄有饮热,气道欠舒。今用清热化饮之法调理。

甘菊三钱　酒黄芩一钱五分　羚羊角六分　霜桑叶三钱　酒黄连炭一钱(研)　橘红一钱五分(老树)　炙厚朴一钱　炙香附二钱　云茯苓四钱　枳壳一钱五分(炒)　泽泻一钱五分　生甘草一钱

引用鲜青果五个(研)

【按语】慈禧太后近两日肝经有热,饮停于肺胃,故治以清肝热为主,同时予以清热化湿之法。医案1以菊花、羚羊角、酒黄连清肝经之热,以香附、厚朴、枳壳疏肝气,以黄芩、橘红清热化饮。医案2去川贝母,加泽泻利湿、泻肝热。

【医案3】

光绪三十二年五月初二日,庄守和、姚宝生请得慈禧太后脉息左关弦而近数、右寸关滑数,肝经有火,肠胃蓄有湿热。今议用清肝调胃化湿之法调理。

酒杭白芍二钱　栀子一钱五分（炒）　甘菊三钱　霜桑叶三钱　云茯苓三钱　盐黄柏一钱五分　地榆二钱　石莲肉三钱　生白术一钱五分　神曲二钱（炒）　陈皮一钱　生甘草八分

引用鲜荷叶一小张

【按语】该医案以甘菊、桑叶、栀子清肝热；酒杭白芍敛阴平肝；因肠胃蓄有湿热，故以石莲肉清利湿热、健脾止泻；茯苓、白术健脾化湿；陈皮理气健脾燥湿；神曲消食和胃化滞；地榆、鲜荷叶凉血止血。

【医案4】

光绪三十二年十月二十日，张仲元、姚宝生请得皇太后脉息右关沉滑，肺胃稍有郁热。谨拟清肝调中之法调理。

霜桑叶二钱　甘菊一钱五分　生杭白芍一钱五分　广陈皮一钱　建泽泻八分（盐炙）　牡丹皮一钱　甘草六分

引用建曲三钱（炒）

【按语】医案4中甘菊、桑叶清肝热；生杭白芍敛阴平肝；泽泻清利湿热；陈皮理气健脾燥湿；炒建曲和胃消积；牡丹皮凉血止血。

二、养血柔肝

姚宝生认为肝体失滋可致疏泄无权，血虚水亏可致肝体不用，故治疗以养血滋阴柔肝为主，辅以疏肝理气，治疗血虚肝郁者多选用逍遥散加减。在选药方面，多以白芍、当归滋阴补血，以枸杞子、柏仁补益肝肾，疏肝之品尽量避用辛香燥热之品，而

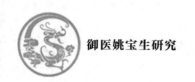

以生麦芽、佛手、香橼、白蒺藜、橘红为主。肝虚肝郁两顾,恰合病机,若全用辛香疏泄之品,亏损之阴血必遭重伤,不唯木郁难达,且越疏越郁。

【医案1】

光绪三十四年正月二十日,庄守和、张仲元、姚宝生请得皇太后脉息左关稍弦,右关滑而近数,肝胃郁热未清,脾元健运未畅,眼目发眩,脊背作热。谨拟和肝调中之法调理。

茯苓五分　生白术三分　当归五分　杭白芍五分　醋柴胡三分　牡丹皮五分　栀子五分(炒)　甘草五分

引用薄荷二分

本方薄荷减一分

【按语】该医案为丹栀逍遥散化裁。出自《太平惠民和剂局方》的逍遥散原用于退热调经,后世用其治疗肝郁血虚之证。方中以当归、芍药养血柔肝,柴胡、薄荷用量宜小,取其辛散疏肝、轻调气机之性,谨防过量耗血;辅以白术、茯苓调补脾胃,以资助气血生化之源,有利于养血疏肝;以甘草为使,和中补土,调和诸药。

【医案2】

光绪三十二年二月初七日,张仲元、姚宝生请得慈禧太后脉息左关弦数、右寸关沉滑近数,肝经有热,肠胃气道欠舒。今议用养阴理气膏调理。

生杭白芍六钱　羚羊角二钱　当归五钱　柏子仁五钱(研)　桃仁泥四钱　薏仁四钱(研)　枳壳三钱(炒)　楂肉六钱(炒)　条黄芩四钱　甘菊六钱　槟榔四钱(炒)　生甘草三钱

共以水煎透,去渣,再熬,浓汁兑炼蜜为膏,每服三钱,白开水冲服

【按语】该医案中,当归、白芍养肝阴;柏子仁补益心肾、养血安神;羚羊角清肝热、潜肝阳;菊花清肝热;枳壳理气宽中。

【医案3】

光绪三十二年四月十三日,姚宝生请得慈禧太后脉息左关弦数、右寸关滑数,肝经有火,肺胃蓄有饮热。今用清热化饮之法调理。

生杭白芍三钱　羚羊角八分　霜桑叶三钱　条黄芩二钱　广陈皮一钱五分　枳壳一钱五分　生白术一钱五分　甘菊二钱　云茯苓四钱　泽泻二钱　神曲三钱(炒)　甘草一钱

引用麦冬三钱

【医案4】

光绪三十二年四月十四日,姚宝生请得慈禧太后脉息左关弦数、右寸关滑数,肝胃有热,湿饮上蒸。今用清热化饮之法调理。

生杭白芍三钱　羚羊角八分　霜桑叶三钱　甘菊二钱　云茯苓四钱　条黄芩三钱　生白术二钱　泽泻二钱　焦枳壳一钱五分　神曲三钱(炒)　槟榔炭二钱　甘草一钱

【按语】慈禧太后常见肝经有热、肺胃饮热内停,故常用桑叶、菊花、羚羊角清肝热;白芍养肝柔肝;茯苓与泽泻利湿化湿、泻肝热;神曲、槟榔炭消食行滞。

三、健脾和胃疏肝

姚宝生治疗肝脾不和者多以健脾理气和胃为主,辅以疏肝,常用六君子汤加减。此方健脾和胃以助血之生化之源,若痰湿

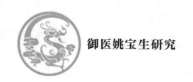

中阻较明显，则用香砂六君子汤为基础方调治。肝气郁结、脾胃失调可致湿浊内阻，常出现脘腹胀满、倦怠嗜卧、肢体沉重等湿滞脾胃之症，姚宝生多以平胃散化裁治疗，如燥湿健脾除痞之苍术、厚朴，消滞理气和胃之神曲、陈皮、甘草，都是常用之品。

【医案1】

光绪三十二年正月初四日，张仲元、姚宝生看得总管脉息左关见弦、右寸关滑而稍数，精力甚好，唯胃气欠和，稍蓄湿热。今议用理脾和胃化湿之法调治。

生白术三钱　党参三钱　陈皮八分　云茯苓三钱　姜黄连八分　砂仁八分（研）　神曲三钱（研）　薏苡仁三钱（炒）　谷芽三钱（炒）　竹茹二钱（炒）　甘草八分

引用煨木香五分

照本方加藿梗四分

【按语】总管胃气不和，内蓄湿热，治以理脾和胃化湿之法。党参益气健脾、补中养胃；白术健脾燥湿；茯苓渗湿健脾；陈皮、木香芳香醒脾，理气止痛；砂仁健脾和胃、理气醒脾；炒谷芽消食和胃；黄连清热除湿。

【医案2】

光绪三十二年五月二十七日，臣力钧、张仲元、姚宝生请得皇太后脉息右关仍滑缓，胃气渐和，运化尚未大健。谨拟理脾和胃养肝之法调理。

人参四分　党参三钱　生白术二钱　广砂仁六分（研）东楂肉一钱　当归一钱五分　生杭白芍一钱　柴胡七分生老姜一大片

引用鸡内金二钱（鲜）

【医案3】

　　光绪三十二年五月二十八日，臣力钧、张仲元、姚宝生请得皇太后脉息右关滑缓，重按有力，中气渐复。仍用理脾和胃和肝之法调理。

　　人参五分　党参三钱　生白术二钱　杭白芍一钱　当归一钱五分　广陈皮一钱　半夏曲一钱五分　生姜一大片甘草五分

　　引用鸡内金二钱(鲜)

　　【按语】医案2中右关仍滑缓，胃气渐和，运化尚未大健，故治以健脾疏肝和肝，以使气血充足，助脾胃运化有权。方中以人参补益气血；党参、生白术补气健脾；砂仁行气开胃；柴胡疏肝行气；当归、生杭白芍养血柔肝。医案3加半夏曲、陈皮，旨在理气和中、和胃降逆。

【医案4】

　　光绪三十一年三月二十四日，姚宝生请得慈禧太后脉息左关稍弦、右寸关滑而近数，肝经有热，肠胃气道未和。今用调中化饮之法调理。

　　云茯苓四钱　广陈皮一钱五分　焦茅苍术二钱　炙厚朴八分　黄连一钱二分(研)　木香八分　炙香附二钱　酒白芍三钱　盐砂仁一钱五分(研)　甘草一钱

　　引用藿梗七分

【医案5】

　　光绪三十一年三月二十五日，姚宝生请得慈禧太后脉息左关稍弦、右寸关滑而近数，肝胃有热，气道欠和。今用调中化饮之法调理。

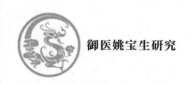
> 云茯苓三钱　广陈皮一钱五分　茅苍术一钱五分(炒)
> 党参一钱五分　炙厚朴一钱　砂仁一钱(研)　炙香附二钱
> 黄连一钱(研)　生杭白芍三钱　霍梗八分　神曲二钱(炒)
> 甘草一钱
> 　　引用佛手柑一钱

　　【按语】该二则医案为平胃散化裁。苍术燥湿健脾；厚朴苦温芳香，行气散满，助苍术除湿运脾；陈皮理气化滞，合厚朴以复脾胃之升降；甘草、黄连调补脾胃，和中气以助运化。诸药相配，共奏燥湿运脾、行气和胃之功效。医案4加香附以疏肝解郁，加黄连以清热燥湿、和胃止呕，加白芍以养肝阴。医案5增炒神曲、佛手柑以行气消食化食。

【医案6】

　　光绪三十一年十一月十九日，张仲元、姚宝生请得慈禧太后脉息左关沉弦、右寸关滑而稍数，肠胃不和，湿热未净。今议用和中化湿之法调理。

> 云茯苓四钱　茅苍术一钱五分(土炒)　广陈皮二钱
> 炙厚朴一钱五分　煨木香一钱　大腹皮一钱五分　黄连一钱五分(炒,研)　谷芽一钱五分(研)　泽泻一钱五分　薏苡仁四钱(炒)　焦神曲二钱　甘草一钱
> 　　引用焦山楂二钱

【医案7】

　　光绪三十一年十一月二十日卯刻，照原方(慈禧太后)。

【医案8】

　　光绪三十一年十一月二十日，张仲元、姚宝生请得慈禧太后脉息左关沉弦，右寸关滑而稍数，中气欠和，肺胃湿热未净。今议用和中化湿之法调理。

> 云茯苓四钱　白术二钱(炒)　党参二钱(土炒)　炙厚朴一钱五分　炙香附一钱五分　广砂仁一钱(研)　黄连一钱(研)　泽泻一钱五分　焦山楂三钱　酒杭白芍三钱　甘草一钱

【按语】以上医案由香连平胃散化裁,主治脾胃不和、湿滞化热。医案中平胃散燥湿运脾,行气和胃;萸连、木香清热化湿行气;山楂、谷芽、神曲健脾消积化热;大腹皮、茯苓、泽泻、薏苡仁健脾化湿;香附、砂仁疏肝理气。

第二节　治疗外感,寒温并用

若患者多有脏腑热盛或饮热内停、湿热内蕴宿疾,则即便偶感风寒(风凉),外感风寒证候亦轻,且外感易与伏邪相合,迅速化热,出现发热、咽痛、口干、口渴等热盛证候,外感风热更是如此。因此,姚宝生治疗外感多寒温并用,以辛凉解表为主,辅以辛温散邪之品,既增解表疏邪之力,又奏清透内热之功效。姚宝生临证善用桑叶、菊花、薄荷、牛蒡子等辛凉宣散,稍佐紫苏梗、荆芥、藿香等辛温之味。这种用药特点在其诊疗慈禧太后肝经热盛、复感外邪治案中尤为明显。盖因桑叶、菊花、薄荷等辛凉之味能疏肝凉肝,与慈禧太后素有肝郁之证契合。

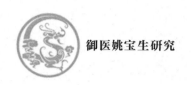
一、清解化饮之法，治疗慈禧太后肝胃热盛、外感风热

【医案1】

光绪三十一年二月初二日，姚宝生请得慈禧太后脉息左关弦数、右寸关浮滑而数，肝胃有火，肺经感有风热，以致上颚咽喉作痛，身肢有时冷热，今用清解化饮之法。

霜桑叶三钱　牛蒡子三钱（研）　紫苏梗六分　苏叶六分　苦梗二钱　甘菊三钱　酒黄芩二钱　藿梗八分　橘红一钱五分（老树）　枳壳一钱五分（炒）　知母二钱　川贝母二钱（研）　甘草一钱

引用鲜芦根二支（切碎）

【医案2】

光绪三十一年二月初三日，姚宝生请得慈禧太后脉息左关弦数、右寸浮滑而数，肝经有火，肺胃感有风热，以致上颚咽喉作痛，身肢有时冷热，今用清解化饮之法调理。

霜桑叶三钱　橘红一钱五分（老树）　紫苏梗八分　苏叶八分　苦梗二钱　牛蒡子三钱（研）　川贝母二钱（研）　酒黄芩二钱　前胡一钱五分　枳壳二钱（炒）　甘菊三钱　藿梗八分　甘草一钱

引用鲜芦根二支（切碎）

【医案3】

光绪三十一年二月初四日，姚宝生请得慈禧太后脉息左关弦而稍数、右寸关沉滑近数，风热渐解，咽痛见轻，唯肺胃饮热未清，咳嗽痰饮。今用清热化饮之法调理。

霜桑叶三钱　桑白皮二钱（炙）　牛蒡子三钱（研）　川

贝母二钱(研)　酒黄芩二钱　橘红一钱五分(老树)　甘菊三钱　苦梗二钱　枳壳一钱五分(炒)　藿梗八分　茯苓三钱　甘草一钱

引用鲜芦根二支(切碎)

【医案4】

光绪三十一年二月初五日,姚宝生请得慈禧太后脉息左关弦而稍数、右寸关滑而近数,风热渐解,咽疼见轻,唯肺胃尚有热饮,咳嗽痰饮。今用清热化饮之法调理。

霜桑叶三钱　桑白皮一钱五分(炙)　牛蒡子二钱(研)　川贝母二钱(研)　酒黄芩一钱五分　橘红一钱五分(老树)　甘菊三钱　知母二钱　枳壳一钱五分(炒)　藿梗八分　茯苓三钱　甘草一钱

引用鲜芦根二支(切碎)

【按语】慈禧太后平素肝经热盛,近日外感风热,热蕴肺卫则咽喉作痛,邪正交争则时有冷热。医案1治以辛凉之桑、菊、牛蒡,辛温之苏叶、藿梗,寒温并用,解表散邪,且桑、菊可助芩、芦、知母清肝经与肺胃内热,苏叶、藿梗可助陈皮、枳壳理气和中。次日方减知母,增前胡,增疏散风热、化痰止咳之力。医案3因"风热渐解",故方减紫苏梗,增桑白皮、茯苓,增健脾泻肺祛湿之功效。

二、清热化饮之法,治疗慈禧太后肝胃热盛、外感风寒

【医案1】

光绪三十一年五月十八日巳刻,姚宝生请得慈禧太后脉息左关弦而近数、右寸关洪滑稍数,肝经有火,肺胃蓄有饮热,微感风凉。今用清热化饮之法调理。

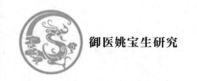

酒黄芩二钱　川贝母二钱(研)　桑白皮一钱五分　霜桑叶三钱　紫苏梗三分　苏叶三分　橘红一钱五分　茯苓四钱　甘菊二钱　牛蒡子二钱(研)　枳壳一钱五分(炒)　知母一钱五分　甘草一钱

引用淡竹叶八分

【医案2】

光绪三十一年五月十九日巳刻,姚宝生请得慈禧太后脉息左关弦而近数、右寸关滑而稍数,外感已解,唯肺胃饮热未清,气道欠畅。今用清热理气化饮之法调理。

酒黄芩二钱　橘红一钱五分(老树)　桑白皮一钱五分　桑叶一钱五分　知母一钱五分　牛蒡子一钱五分(研)　川贝母二钱(研)　云茯苓四钱　枳壳一钱五分(炒)　建曲二钱(炒)　次生地黄三钱　甘草一钱

引用藿梗七分,引用午时茶一块

【医案3】

光绪三十一年五月二十二日,张仲元、姚宝生请得慈禧太后脉息左关弦而近数、右寸关浮滑稍数,外感未解,肺胃蓄有饮热,气道欠舒。今议用清解化饮之法调理。

紫苏梗四分　苏叶四分　薄荷六分　牛蒡子二钱(研)　桑白皮二钱(生)　霜桑叶三钱　甘菊三钱　酒黄芩二钱　知母二钱　枳壳二钱(炒)　橘红一钱五分(老树)　川贝母二钱(研)　甘草一钱

引用建曲二钱

【医案4】

光绪三十一年五月二十三日,张仲元、姚宝生请得慈禧太后脉息左关弦而近数、右寸关浮滑稍数,外感渐解,唯肺胃饮热未清,气道欠畅。今议用清热化饮之法调理。

霜桑叶三钱　桑白皮一钱五分　牛蒡子二钱(研)　甘菊三钱　酒黄芩三钱　玄参三钱　栝楼三钱(研)　橘红一钱五分　枳壳二钱(炒)　连翘二钱　焦麦芽一钱五分　焦山楂一钱五分　焦神曲一钱五分　甘草一钱

引用淡竹叶一钱五分

【按语】慈禧太后素有肺胃饮热,外感风寒,故治以清热化饮之法。以辛温之苏叶解表散寒、行气和胃,紫苏梗、苏叶同用既可解表散寒,又可和胃醒脾;加桑叶、菊花、牛蒡子辛凉解表,寒温并用,解表散邪,且桑叶、菊花可助黄芩、知母清肝经,化肺胃内热;枳壳理气和中;淡竹叶入胃经,清热凉胃,清心除烦,且能引诸药入上焦以清热。

三、清解理气化饮之法,治疗慈禧太后肝经有热、外感风凉

【医案1】

光绪三十一年五月二十日未刻,姚宝生请得慈禧太后脉息左关弦而近数、右寸关浮滑稍数,微感风凉,膈间气道欠畅,滞热未清。今用清解理气化饮之法调理。

酒黄芩一钱五分　橘红一钱五分(老树)　霜桑叶三钱　甘菊三钱　牛蒡子一钱五分(研)　川贝母二钱(研)　云茯苓四钱　枳壳一钱五分(炒)　生建曲三钱　知母二钱(酒炒)　槟榔二钱(炒)　甘草一钱

引用午时茶一块

【按语】该医案以霜桑叶、甘菊、牛蒡子辛凉解表,除肺胃之

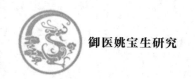

热;黄芩泻肺热;知母、贝母同用,有二母散之意。二母散出自
《证治准绳·类方》卷二引《太平惠民和济局方》,具有滋阴清肺、
止咳化痰之功效。贝母清热润肺、化痰止咳;知母清肺泻火、滋
阴润燥。二药配伍,共奏清热化痰、润肺止咳之功效。医案中以
枳壳行气宽中,加入槟榔降气化痰,槟榔破气极速,较枳壳、青皮
尤甚,可醒脾利气,又能固脾壮气,故枳壳与槟榔同用可醒脾行
气、化滞宽中。生建曲可消食化滞、理气化湿、发散风寒。药引
午时茶:苍术、陈皮、柴胡、连翘、白芷、枳实、山楂、羌活、前胡、防
风、藿香、甘草、神曲、川芎各十两,桔梗、麦芽、苏叶、厚朴各十五
两,陈茶二十斤,上药研为细末,拌匀,五月五日午时合糊成小
块,每服三钱,加葱、姜少许,主治风寒感冒、内伤饮食停滞。引
用午时茶可助化湿解表。

【医案2】

　　光绪三十一年五月二十四日,张仲元、姚宝生请得慈禧
太后脉息左关弦而近数、右寸关滑数,外感已解,唯肺胃饮
热未清,气道欠畅。今议用清热理气化饮之法调理。

　　霜桑叶三钱　甘菊三钱　酒黄芩二钱　知母二钱　炙
香附一钱五分　栝楼三钱(研)　橘红一钱五分(老树)　枳
壳一钱五分(炒)　连翘二钱　焦麦芽一钱五分　焦山楂一
钱五分　焦神曲一钱五分　甘草一钱

　　引用淡竹叶一钱五分

【医案3】

　　光绪三十一年五月二十五日,张仲元、姚宝生谨拟慈禧
太后清热调中饮。

　　霜桑叶三钱　甘菊三钱　酒黄芩二钱　橘红一钱(老
树)　焦枳壳一钱五分　神曲三钱(炒)　炙香附一钱五分
甘草一钱

【医案 4】

光绪三十一年五月二十六日,照原方(慈禧太后)。

【按语】经治疗虽外感已解,但肺胃饮热未清。医案 2 以霜桑叶、甘菊清肝热;酒黄芩、知母、连翘清肺热;香附、枳壳疏肝理气;栝楼、橘红清热化痰;焦三仙(焦麦芽、焦山楂、焦神曲)健胃消积。因肺胃饮热较前减轻,故医案 3 去清热化痰之知母、栝楼。

四、清解理气化湿之法,治疗慈禧太后内蓄湿热、外感风寒

【医案 1】

光绪三十二年四月二十六日未刻,张仲元、姚宝生请得慈禧太后脉息左关浮而稍数、右寸关滑数,内蓄湿热,微感风凉。今议用清解化湿饮调理。

牛蒡子三钱(研) 苏叶六分 防风一钱五分 甘菊三钱 广橘红一钱五分 酒黄芩二钱 川草薢三钱 瞿麦三钱 云茯苓三钱 麦冬三钱 霜桑叶三钱 甘草梢二钱

引用竹叶一钱

【医案 2】

光绪三十二年四月二十七日,张仲元、姚宝生请得慈禧太后脉息左关弦而近数、右寸关滑而稍数,湿热未清,表里尚有未和。今议用清热化湿饮调理。

甘菊三钱 霜桑叶三钱 酒黄芩二钱 牛蒡子二钱

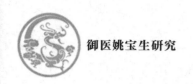

（炒、研）　橘红一钱（老树）　炙枇杷叶二钱　瞿麦三钱
川草薢三钱　茯苓三钱　生白术一钱五分　麦冬三钱　甘
草梢二钱

引用当归二钱、知母二钱

【医案3】

光绪三十二年四月二十八日，张仲元、姚宝生请得慈禧
太后脉息左关弦而近数、右寸关滑而稍数，营卫未和，阴分
湿热未净。今议用清热化湿之法调理。

甘菊三钱　霜桑叶三钱　酒黄芩一钱五分　酒知母二
钱　玄参三钱　地骨皮三钱　橘红一钱五分（老树）　炙枇
杷叶三钱　麦冬三钱　生白术一钱五分　瞿麦三钱　甘草
梢二钱

引用竹叶一钱

【按语】因考虑此时慈禧太后外感的同时兼有热淋之证，故
医案1以苏叶解表散寒、行气和胃；桑叶、菊花、牛蒡子辛凉解
表，与黄芩共清肝肺之热；加入防风以祛风解表，合用橘红以理
气化痰；加入瞿麦、草薢、甘草梢以清热通淋。医案2加入枇杷
叶以清肺和胃。医案3在医案2的基础上进一步调和营卫，以
地骨皮清虚热。

五、清解化饮之法，治疗慈禧太后肺胃内蓄饮热、外感风寒

【医案1】

光绪三十三年正月十八日酉刻，姚宝生请得皇太后脉
息左关稍弦、右寸关滑而稍数，肺胃蓄有饮热，微感风寒。谨

拟清解化饮之法调理。

　　甘菊一钱五分　　霜桑叶二钱　　苏叶四分　　广橘红八分
防风八分　　姜半夏八分　　连翘一钱　　生甘草八分

　　引用鲜芦根两支（切碎）

【医案2】

　　光绪三十三年正月十九日，庄守和、姚宝生请得皇太后
脉息左关稍弦，右关滑而稍数，肺胃蓄有饮热，微感风寒。
谨拟清解化饮之法调理。

　　紫苏一钱五分　　前胡一钱五分　　广橘红一钱　　枳壳一
钱　　桑白皮一钱五分（炙）　　栝楼二钱（研）　　带穗荆芥八分
生甘草六分

　　引用薄荷六分

　　【按语】医案1以菊花、桑叶清凉解表，清肝热；苏叶散寒解
表，与防风合用，以祛风解表散寒，寒温共用，共奏解表之功效；
连翘性凉味苦，轻清上浮，可治上焦诸热。医案2在医案1的
基础上加带穗荆芥，荆芥生用有祛风解表的功效，炒炭则可用
于止血。荆芥与紫苏均能发汗解表。紫苏散寒力强，偏入气
分，又能理气宽中；荆芥祛风力胜，偏入血分。前胡可散风驱
热、消痰下气、开胃化食。前胡与桑白皮、栝楼同用共奏清肺
化痰之功效。

【医案3】

　　光绪三十二年五月二十日申刻，张仲元、姚宝生请得皇
太后脉息左关弦数、右寸关滑而稍数，肝胃欠和，蓄有饮热，
寒热郁结不舒。今谨拟调中化饮稍佐清解之法调理。

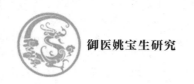

> 紫苏梗四分　苏叶四分　姜夏一钱五分　生牛蒡子一钱五分（研）　薄橘红一钱　神曲三钱（炒）　谷芽三钱（炒）云茯苓三钱　酒黄芩一钱　槟榔炭一钱五分　炙厚朴五分
>
> 引用霜桑叶二钱

【按语】医案中紫苏梗、苏叶同用以解表散寒、和胃醒脾；黄芩、牛蒡子清热利咽；炒神曲、谷芽健胃消积；茯苓、橘红健脾理气化湿。

> **【医案4】**
>
> 光绪三十三年十二月十九日申刻，姚宝生请得慈禧太后脉息左关弦数、右寸关滑而有力，肝胃有热，稍感寒凉，微觉头疼，咽喉稍有不利。今用清解化饮之法调理。
>
> 甘菊二钱　紫苏梗四分　苏叶四分　酒黄芩一钱　霜桑叶三钱　橘红一钱（老树）　牛蒡子二钱（研）　苦桔梗二钱　云茯苓三钱　焦枳壳一钱五分　淡竹叶一钱　甘草一钱
>
> 引用薄荷梗三分

【按语】医案中以菊花、桑叶、牛蒡子疏风清热；桔梗载诸药上行，主其疏风清热；与黄芩配伍，共清肝热。

六、清解化饮之法，治疗三格格内蓄饮热、外感风寒

> **【医案1】**
>
> 光绪三十二年三月十八日申刻，姚宝生看得三格格脉息左关浮弦、右寸关滑而有力，内蓄饮热，气道欠畅，外感风寒，寒热往来，头疼身痛。今用清解化饮之法调治。

霜桑叶三钱　荆芥二钱　薄橘红一钱五分　建曲三钱　紫苏梗一钱五分　苏叶一钱五分　酒黄芩一钱五分　炙厚朴一钱五分　炙香附三钱　麦芽三钱(炒)　甘菊三钱　淡竹叶一钱五分　甘草一钱

引用薄荷四分

【医案2】

光绪三十二年三月十九日,姚宝生看得三格格脉息左关稍弦、右寸关滑而近数,外感渐解,唯内热未清,气道欠畅。今用清热化饮之法调治。

酒黄芩三钱　知母三钱　霜桑叶三钱　玄参四钱　栝楼泥四钱　甘菊三钱　化橘红一钱五分　建曲三钱(炒)　焦枳实一钱五分　厚朴一钱五分(炙)　薄荷梗四分　甘草一钱

引用牛蒡子三钱(研)

【按语】医案1三格格外感风寒,以辛凉之桑叶、甘菊、薄荷与辛温之荆芥、苏叶合用,既解表散邪,又助黄芩、竹叶透散内热;次日外感减轻,故医案2减荆芥,增牛蒡子为引,助辛凉透散。本方加入炒建曲以消食化滞、健脾止泻。建曲始载于《脉药联珠药性考》,又名泉州神曲、范志曲。建曲为面粉、麸皮、紫苏、荆芥、防风、厚朴、白术、木香、枳实、青皮等40多种药品经混合发酵而成,主产于福建省泉州市。其性味苦温,有健脾消食、理气化湿、解表和中之功效,常用于食滞中阻、寒热头痛、呕吐胀满。因慈禧喜食肥甘厚味,脾胃运化失司,湿滞脾胃,食滞不化,故建曲为清代御医宫廷常用药物。建曲炒过以后,其健脾止泻的功效增强了,而药性缓和了。

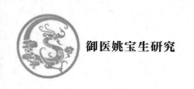

第三节 内伤杂症,标本兼治

姚宝生治疗内伤杂病,善于结合脏腑间生克制化的特点和疾病传变规律,在辨证论治、治病求本的同时,照顾兼症,这在其诊疗慈禧太后肝胃热盛证的治案中尤为明显。

第四节 疏木扶土,选药灵活

一、清热化湿和中之法,治疗肝经有热、肠胃湿热

【医案1】

光绪三十一年三月十六日,姚宝生请得慈禧太后脉息左关弦而近数、右寸关沉滑稍数,肝经有热,中焦稍蓄湿滞,脾胃欠和。今用和中化湿之法调治。

云茯苓四钱 广陈皮一钱五分 焦茅苍术二钱(土炒)
姜黄连一钱五分(研) 煨木香一钱 砂仁一钱五分(研)
炙香附二钱 泽泻一钱五分 酒黄芩一钱五分 霍梗一钱
谷芽三钱(炒) 甘草一钱

引用生姜一大片

【医案2】

　　光绪三十一年三月二十一日未刻,姚宝生请得慈禧太后脉息左关弦而近数、右寸关滑而稍数,肝经郁热,脾胃不和,稍蓄湿饮。今用调中化湿之法调理。

　　云茯苓四钱　广陈皮一钱五分　焦茅苍术二钱(土炒)砂仁一钱五分(研)　煨木香一钱　霍梗一钱　姜黄连炭一钱五分(研)　泽泻一钱五分　香附炭二钱　扁豆三钱(炒)槟榔炭三钱　甘草一钱

　　引用炙厚朴四分

【医案3】

　　光绪三十一年三月二十二日,姚宝生请得慈禧太后脉息左关弦而近数、右寸关滑而稍数,肝经有热,脾胃湿饮见好,稍有未和。今用和中化湿之法调治。

　　云茯苓四钱　广陈皮一钱五分　焦茅苍术一钱五分(土炒)　砂仁一钱五分(研)　扁豆三钱(炒)　霍梗八分姜黄连炭一钱　泽泻一钱五分　炙香附二钱　槟榔炭二钱煨木香八分　甘草一钱

　　引用酒白芍二钱

　　【按语】以上医案以健脾和胃祛湿为主,辅以疏肝清热。医案1中一派健脾和胃祛湿之品,辅以姜黄连清肝胃郁热、香附疏肝和胃。医案2加炒扁豆三钱以健脾止泻,正如《罗氏会约医镜》所说,扁豆生用可清暑养胃,炒用可健脾止泻;加槟榔炭三钱以消食导滞;加炙厚朴四分以温中化湿。医案3增酒白芍二钱,敛养肝木而无壅滞之虞。

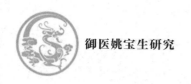

【医案4】

光绪三十一年三月二十三日,姚宝生请得慈禧太后脉息左关稍弦、右寸关滑而近数,胃脘稍有饮热,气道欠和。今用调中化饮之法调理。

云茯苓四钱　广陈皮一钱五分　炙厚朴八分　霍梗八分　姜黄连一钱(研)　建曲二钱(炒)　炙香附二钱　甘草八分

引用竹茹一钱五分

【医案5】

六月初九日(年份不详),姚宝生请得慈禧太后脉息左关弦而近数、右寸关沉滑稍数,肝经有火,肠胃蓄有湿滞。今用调中化湿之法调理。

云茯苓四钱　陈皮一钱五分　焦茅苍术一钱五分　炙厚朴一钱五分　槟榔炭三钱　薏苡仁四钱(炒)　煨木香一钱五分　霍梗一钱　黄连炭一钱五分　车前子二钱(包煎)　甘草一钱

引用扁豆二钱(炒)

【医案6】

六月初十日(年份不详),姚宝生请得慈禧太后脉息左关弦而近数、右寸关沉滑稍数,肝经有火,中气欠和,肠胃湿滞未净。今用和中清热化湿之法调理。

云茯苓四钱　陈皮一钱五分　焦茅苍术二钱(土炒)　霍梗一钱　黄连炭一钱五分　炙厚朴一钱　煨木香一钱五分　扁豆三钱(炒)　槟榔炭三钱　薏苡仁四钱(炒)　车前子三钱(包煎)　甘草一钱

引用霜桑叶二钱

【医案7】

六月十一日(年份不详),姚宝生请得慈禧太后脉息左关弦而近数、右寸关沉滑稍数,肝胃有热,气道欠舒,湿滞尚有未净。今用调中化湿之法调理。

云茯苓四钱　陈皮一钱五分　焦茅苍术一钱五分(土炒)　霍梗一钱　酒黄芩一钱五分　甘菊二钱　槟榔炭三钱　扁豆三钱(炒)　煨木香八分　薏苡仁三钱　炙厚朴八分　甘草一钱

引用霜桑叶二钱

【医案8】

六月十二日(年份不详),姚宝生请得慈禧太后脉息左关弦而近数、右寸关沉滑,肝胃有热,肠胃气道欠和。今用调中化湿之法调理。

云茯苓四钱　炙厚朴一钱　焦茅苍术一钱五分(土炒)　陈皮一钱五分　黄连炭一钱五分　霍梗一钱　煨木香一钱五分　薏苡仁四钱(炒)　槟榔炭三钱　酒白芍三钱　扁豆三钱(炒)　甘草一钱

引用霜桑叶二钱

【医案9】

六月十三日(年份不详),姚宝生请得慈禧太后脉息左关弦而稍数、右寸关沉滑近数,肝经有热,肠胃湿热未清。今用清热化湿之法调理。

云茯苓四钱　焦茅苍术一钱五分(土炒)　煨木香一钱　炙厚朴一钱　焦槟榔三钱　酒黄连一钱五分(研)　酒杭白芍二钱　甘草一钱

引用霜桑叶三钱

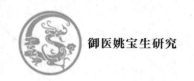
【按语】慈禧太后平日忧思多虑,情志波动,肝气郁结,脾胃失调,湿浊内阻,日久而湿滞化热,姚宝生多以平胃散化裁治疗。以上几则医案均以平胃散为基础化裁,加入藿梗以解表化湿;加入黄芩、黄连以燥湿清热;配伍香附以疏肝解郁;配伍白芍以养肝阴;湿重者加茯苓、车前子以利水渗湿。平胃散加减变化多样,加黄连为"黄连平胃散",多用于胃肠湿热证,重在清热燥湿;加姜黄连、木香,又名"香连平胃散",用于胃肠湿热证;黄连平胃散加黄芩又名"芩连平胃散",具有燥湿清热和中之功效,用于湿热证。芩连平胃散侧重清热,用于热重于湿;黄连平胃散侧重燥湿,用于湿重于热。上述医案中多以香连平胃散加减治疗慈禧内有湿滞化热之证,医案7以芩连平胃散加减,化湿的同时重在清热。

【医案 10】

六月十四日(年份不详),姚宝生请得慈禧太后脉息左关沉弦稍数、右寸关滑而近数,肝火未平,肠胃湿热未清。今用清热化湿之法调理。

云茯苓四钱　扁豆四钱　广陈皮一钱五分　藿梗一钱　槟榔炭一钱五分　酒黄连一钱五分(研)　茅苍术炭一钱五分　甘草一钱

引用煨木香八分

【医案 11】

六月十六日(年份不详),姚宝生请得慈禧太后脉息左关沉弦稍数、右寸关滑而近数,肝胃有火,湿热未清。今用清热化湿之法调理。

云茯苓四钱　扁豆四钱　槟榔炭三钱　酒黄连一钱五分(研)　茅苍术炭一钱　陈皮一钱五分　杭白芍三钱(炒)　甘草一钱

引用煨木香八分

【医案12】

六月十七日(年份不详),姚宝生请得慈禧太后脉息左关沉弦稍数、右寸关滑而近数,肝胃有火,湿热未清。今用清热化湿之法调理。

云茯苓四钱　扁豆四钱　槟榔炭三钱　酒黄连一钱五分(研)　煨木香一钱　霍梗一钱　生杭白芍三钱　甘草一钱

引用茅苍术炭八分

【医案13】

六月十八日(年份不详),姚宝生请得慈禧太后脉息左关沉弦稍数、右寸关滑而近数,肝经有火,肺胃湿热未清。今用清热化湿之法调理。

酒黄芩二钱　云茯苓四钱　扁豆三钱　槟榔炭三钱甘菊二钱　生杭白芍三钱　广陈皮一钱五分　甘草一钱

引用霍梗八分

【医案14】

六月十九日(年份不详),姚宝生请得慈禧太后脉息左关稍数、右寸关滑而近数,肝胃有火,湿热未清。今用清热化湿之法调理。

酒黄芩二钱　广陈皮一钱五分　云茯苓四钱　扁豆三钱　生杭白芍三钱　桑叶三钱　槟榔炭二钱　甘草一钱

引用霍梗八分

【医案15】

六月二十日(年份不详),照本方减霍梗,加甘菊一钱五分。

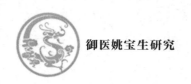

【医案16】

　　六月二十四日(年份不详),张仲元、姚宝生请得慈禧太后脉息左关弦数、右寸关滑数,肝胃有火,湿热上蒸。今用清热化湿之法调理。

　　酒黄连一钱二分(研)　霜桑叶三钱　焦茅苍术一钱五分(土炒)　酒黄芩炭一钱五分　云茯苓四钱　广陈皮一钱五分　扁豆四钱(炒)　泽泻一钱五分　淡竹叶一钱　焦槟榔三钱　藿梗八分　生甘草一钱

　　引用鲜荷叶一角

　　【按语】慈禧素体肝胃不和,姚宝生多用清热化湿之法治疗肝胃有热、肠胃湿滞之证。上述医案重用云茯苓、扁豆和中健脾化湿。医案16中加入霜桑叶清肝热,加入黄芩清上焦热,加入黄连清热燥湿,加入槟榔消积化滞,并加入芳香避秽、化湿醒脾之藿梗。诸药合用,共奏清热利湿之功效。

【医案17】

　　六月二十五日(年份不详),张仲元、姚宝生请得慈禧太后脉息左关弦数,右寸关滑数,肝胃有火,湿热上蒸。今用清热化湿之法调理。

　　霜桑叶三钱　羚羊角一钱　云茯苓四钱　橘红一钱(老树)　酒知母二钱　酒黄连一钱二分　泽泻一钱五分　莲心一钱　淡竹叶一钱五分　次生地黄三钱　扁豆三钱(炒)　生甘草一钱

　　引用木通六分

【医案18】

　　六月二十五日申刻(年份不详),张仲元、姚宝生谨拟慈禧太后清热理气代茶饮。

金银花三钱　霜桑叶三钱　莲心一钱　枳壳一钱五分（炒）　橘红一钱五分（老树）　鲜荷梗一尺　竹茹三钱　益元散三钱（煎）

【医案19】

六月二十六日（年份不详），张仲元、姚宝生请得慈禧太后脉息左关弦数，右寸关滑数，肝胃有火，湿热未清。今用清热化湿之法调理。

霜桑叶三钱　羚羊角一钱　云茯苓四钱　橘红一钱（老树）　次生地黄三钱　玄参三钱　金银花三钱　酒黄连一钱二分（研）　淡竹叶一钱五分　泽泻一钱五分　扁豆三钱（炒）　甘草一钱

引用木通六分

【医案20】

六月二十七日申刻（年份不详），张仲元、姚宝生请得慈禧太后脉息左关沉弦稍数，右寸关滑数，肝经有火，肺胃湿热未清。今用清热化湿之法调理。

霜桑叶三钱　羚羊角一钱　连翘三钱　金银花三钱　次生地黄三钱　知母二钱　酒黄连一钱二分（研）　扁豆三钱（炒）　云茯苓三钱　橘红一钱五分（老树）　泽泻一钱五分　甘草一钱

引用木通六分

【医案21】

六月二十八日（年份不详），张仲元、姚宝生请得慈禧太后脉息左关沉弦稍数，右寸关滑数，肝经有火，肺胃湿热未清。今用清热化湿之法调理。

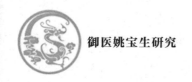

次生地黄三钱　连翘三钱　金银花三钱　酒黄连一钱（研）　酒黄芩二钱　霜桑叶三钱　羚羊角一钱　茯苓四钱　枳壳一钱五分（炒）　浙贝母二钱（研）　泽泻一钱五分　甘草一钱

引用木通六分

【按语】以上医案以清肝热、祛湿热为主要治法。医案中多重用霜桑叶、羚羊角清肝肺之热；生地黄养阴清热；黄连、泽泻、木通、淡竹叶清热利湿；茯苓、扁豆祛湿健脾和中；橘红燥湿化痰。医案17中增知母、莲心以清热安神、交通心肾。医案18中加入金银花，以增清热解毒之功效；增益元散以清暑利湿。益元散中的滑石清心解暑热、渗湿利小便；甘草益气和中泻火，与滑石配伍，使小便利而津液不伤，且可防滑石之寒滑重坠以伐胃；朱砂镇心安神。三药配伍，共奏清暑利湿之功效。

【医案22】

七月初三日（年份不详），张仲元、姚宝生请得慈禧太后脉息左关沉弦近数，右寸关滑而稍数，肝胃有火，湿热未清。今用清热化湿之法调理。

甘菊二钱　密蒙花一钱五分　莲心三钱　霜桑叶三钱灯心草一钱　淡竹叶二钱　金银花三钱　毛橘红一钱五分泽泻一钱五分　益元散三钱（煎）　连翘二钱

引用鲜荷梗一尺

【医案23】

七月初四日（年份不详），张仲元、姚宝生请得慈禧太后脉息左关沉弦近数，右寸关滑而稍数，肝胃有火，湿热未清。今用清热化湿之法调理。

甘菊二钱　密蒙花一钱五分　莲心二钱　霜桑叶三钱
酒黄芩二钱　淡竹叶一钱五分　枳壳二钱(炒)　金银花三
钱　泽泻一钱五分　益元散三钱(煎)　连翘二钱　扁豆三
钱(炒)

引用鲜荷梗一尺

【医案24】

七月初五日(年份不详),张仲元、姚宝生请得慈禧太后
脉息左关沉弦近数,右寸关滑而稍数,肝胃有火,湿热未清。
今用清热化湿之法调理。

甘菊二钱　密蒙花一钱五分　次生地黄三钱　霜桑叶
三钱　酒黄芩二钱　淡竹叶一钱五分　枳壳二钱(炒)　金
银花三钱　泽泻一钱五分　益元散三钱(煎)　连翘二钱
扁豆三钱(炒)

引用鲜荷梗一尺

【医案25】

七月初六日(年份不详),张仲元、姚宝生请得慈禧太后
脉息左关沉弦近数,右寸关滑而稍数,肝胃有火,湿热未清。
今用清热化湿之法调理。

甘菊二钱　密蒙花一钱五分　次生地黄三钱　霜桑叶
三钱　酒黄芩二钱　淡竹叶一钱五分　枳壳二钱(炒)　金
银花三钱　泽泻一钱五分　广陈皮一钱五分　连翘二钱
扁豆三钱(炒)

引用鲜荷梗一尺

【按语】姚宝生治疗慈禧肝胃有火、湿热未清之证,多以清热
化湿之法调理,常用甘菊、密蒙花、霜桑叶清肝热,生地黄凉头面
之火、清肺肝之热,共治湿热上蒸所致头目不爽之证。方中加入

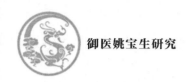

泽泻、淡竹叶以清热利湿；加入陈皮、扁豆以健脾化湿；加入金银花、连翘以清热解毒，与黄芩共清上焦之热。

【医案26】

光绪三十二年闰四月二十四日，庄守和、张仲元、姚宝生请得皇太后脉息左关沉弦，右寸关滑而近数，肝经有火，肠胃滞热未净。今谨拟清热化滞饮调理。

生杭白芍三钱　知母二钱　甘菊三钱　栀子一钱五分（炒）　酒黄芩一钱五分　炙厚朴一钱五分　枳壳一钱五分（炒）　泽泻一钱五分　白蔻仁七分（研）　神曲三钱（炒）东山楂肉三钱（炒）　谷芽三钱（炒）

引用益元散三钱（煎）

【医案27】

光绪三十二年闰四月二十五日，庄守和、张仲元、姚宝生请得皇太后脉息左关沉弦，右寸关滑而近数，肝经有火，肠胃滞热未净。今谨拟清热化滞之法调理。

生杭白芍三钱　知母二钱　酒胆草一钱五分　酒黄芩一钱五分　甘菊三钱　枳壳一钱五分（炒）　东山楂肉三钱（炒）　神曲三钱（炒）　谷芽三钱（炒）　蒌仁二钱（研）　淡竹叶一钱五分　鲜荷叶一小张

引用益元散三钱（煎）

【医案28】

光绪三十二年闰四月二十七日，庄守和、张仲元、姚宝生请得皇太后脉息左关沉弦，右寸关滑而近数，诸症见好，唯肠胃湿热未清。今用清热化湿之法调理。

生杭白芍一钱五分　甘菊二钱　霜桑叶三钱　栀子一钱五分（炒）　云茯苓三钱　陈皮一钱　扁豆三钱（炒）　泽

泻一钱五分　鲜荷叶一小张　甘草一钱

引用藿梗三分

【医案 29】

光绪三十三年四月二十一日,姚宝生请得慈禧太后脉息左关稍弦、右寸关滑而近数,稍蓄湿热。今谨拟清热调中之法调理。

甘菊二钱　霜桑叶三钱　盐黄柏一钱　丹皮一钱五分
枳壳一钱(炒)　谷芽三钱(炒)　广陈皮一钱

引用灯心草二支

本方加竹茹二钱、羚羊角一钱五分

【按语】慈禧太后常见肝经有火、肠胃滞热未净之证,姚宝生常以生杭白芍、甘菊、霜桑叶、栀子、胆草清肝热;以知母、黄芩清上焦之热;以黄柏引热下行,清下焦湿热;以炒枳壳理气宽中行滞;以东山楂肉、神曲、谷芽健胃消积;以扁豆、茯苓、陈皮健脾化湿。

【医案 30】

光绪三十三年六月二十九日,张仲元、姚宝生请得慈禧太后脉息左关沉弦稍数,右寸关滑数,肝经有火,肺胃湿热未清。今用清热化湿之法调理。

次生地黄三钱　连翘三钱　金银花三钱　酒黄连一钱
(研)　酒黄芩二钱　浙贝母二钱(研)　枳壳一钱五分(炒)
羚羊角一钱　扁豆四钱(炒)　泽泻一钱五分　霜桑叶三钱

引用益元散三钱(研)

【按语】慈禧太后因肝经有热,湿热上蒸,治以清热化湿之法。医案中以霜桑叶、羚羊角、生地黄清肝热;以金银花、连翘清

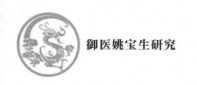

热解毒,二者同用可治疗湿热上蒸肺胃致咽部不适及咳嗽之证;以黄连清热燥湿;以扁豆健脾化湿。

二、清热化饮之法,治疗肺胃饮热

【医案1】

光绪三十一年十一月初七日,张仲元、姚宝生请得慈禧太后脉息左关弦而稍数,右寸关滑数,肝经有火,肺胃蓄有饮热,膈间气道欠舒。今用清热化饮之法调理。

甘菊三钱　霜桑叶三钱　苦桔梗二钱　酒黄芩二钱　橘红一钱(老树)　枳壳二钱(炒)　竹茹二钱　槟榔炭二钱　泽泻一钱五分　酒黄连炭一钱五分(研)　密蒙花三钱　甘草八分

引用灯心草一支

【医案2】

光绪三十一年十一月初八日,张仲元、姚宝生请得慈禧太后脉息左关弦而稍数,右寸关滑数,肝经有火,肺胃饮热未清。今用清热化饮之法调理。

霜桑叶三钱　甘菊三钱　密蒙花三钱　竹茹二钱　云茯苓三钱　橘红一钱(老树)　泽泻一钱五分　酒黄连八分(研)　枳壳一钱五分(炒)　次生地黄三钱　甘草八分

引用灯心草一支

【医案3】

光绪三十一年十一月初九日,张仲元、姚宝生请得慈禧太后脉息左关弦而稍数,右寸关滑数,肝经有火,肺胃饮热未清。今用清热化饮之法调理。

> 　　霜桑叶三钱　　甘菊三钱　　密蒙花三钱　　酒黄连八分
> （研）　云茯苓四钱　橘红一钱（老树）　焦枳壳一钱五分
> 泽泻一钱五分　　石决明三钱　　生杭白芍二钱　　甘草一钱
> 　　引用灯心草一支

　　【按语】姚宝生治疗慈禧太后肝经有火、肺胃饮热未清之证，多以桑叶、菊花、密蒙花、生地黄之品清肝热；辅以黄连、竹茹降胃火，化湿和胃；以云茯苓、橘红、枳壳化湿理气；引用灯心草以泻心肺之热、导热下行。

> 【医案4】
> 　　光绪三十三年十一月初八日，庄守和、姚宝生请得慈禧太后脉息右寸关滑数，左关弦数，肝胃热盛，肺经饮热、熏蒸，以致头闷鼻干、牙齿咽喉作痛。今用清胃抑火化饮之法调理。
> 　　次生地黄四钱　玄参三钱　牛蒡子二钱（研）　连翘二钱　霜桑叶三钱　白芷二钱　苏薄荷一钱　酒黄连一钱（研）　焦麦芽三钱　焦山楂三钱　焦神曲三钱　枳壳二钱（炒）　天花粉三钱　生甘草八分

　　【按语】医案中以黄连与天花粉、生地黄同用，治疗胃火炽盛；以连翘清热解毒；以牛蒡子清热利咽，治疗咽喉肿痛；以白芷通窍止痛。

> 【医案5】
> 　　光绪三十二年二月二十一日，张仲元、姚宝生请得慈禧太后脉息左关弦而稍数，右寸关滑数，肝郁气滞，肺胃蓄有饮热。今用调气化饮之法调理。

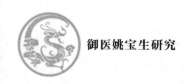

生杭白芍三钱　川芎一钱五分　炙香附二钱　广陈皮一钱五分　川郁金一钱五分（研）　栀子一钱五分（炒）　生白术一钱五分　枳壳一钱五分（炒）　酒黄连一钱二分（研）炙厚朴一钱五分　神曲三钱（研）　甘草一钱

引用竹叶一钱

【按语】医案中陈皮、郁金、枳壳、川芎、香附疏肝行气，栀子清肝肺之热，酒黄连清上焦之热。

【医案6】

光绪三十二年二月二十二日，姚宝生请得老佛爷脉息左关弦而稍数、右寸关滑数，肝郁稍舒，肠胃尚有滞热。今用清热理气之法调理。

生杭白芍三钱　川芎一钱五分　炙香附二钱　广陈皮一钱五分　云茯苓三钱　酒黄芩二钱　生白术一钱五分枳壳一钱五分（炒）　神曲二钱（炒）　甘菊二钱　干麦冬三钱　甘草一钱

引用鲜芦根二支（切碎）

【按语】医案6中因肝郁稍舒而去郁金，加黄芩、甘菊以清热化饮。

【医案7】

光绪三十二年三月二十一日酉刻，姚宝生请得慈禧太后脉息左关弦数、右寸关滑数有力，肝经有火，肺胃饮热上蒸，气道欠畅。今用清热化饮之法调理。

酒黄芩三钱　知母二钱　霜桑叶三钱　橘红一钱五分（老树）　焦枳壳二钱　神曲三钱（炒）　槟榔炭二钱　川贝

母二钱(研) 生杭白芍三钱 羚羊角八分 建泽泻二钱
甘草一钱

引用淡竹叶一钱

【医案8】

光绪三十二年三月二十二日,照原方(慈禧太后)。

【医案9】

光绪三十二年三月二十四日,姚宝生请得慈禧太后脉息左关弦数、右寸关滑数,肝经有火,肺胃蓄有饮热,气道欠畅。今用清热化饮之法调理。

霜桑叶三钱 羚羊角七分 生杭白芍三钱 泽泻一钱五分 云茯苓四钱 广陈皮一钱五分 生白术一钱五分 萸连一钱五分(研) 焦枳壳一钱五分 生神曲二钱 甘草一钱

引用鲜青果三个(研)

【医案10】

光绪三十二年三月二十六日,姚宝生请得慈禧太后脉息左关弦数、右寸关滑数,肝经有火,肺胃饮热未消。今用清热化湿饮调理。

酒黄芩二钱 知母二钱 霜桑叶三钱 苦桔梗二钱金银花二钱 广陈皮一钱五分 云茯苓三钱 萸连四分(研) 焦枳壳一钱五分 生白术一钱五分 生甘草一钱

引用淡竹叶一钱

【医案11】

光绪三十二年三月二十七日,姚宝生请得慈禧太后脉息左关弦数、右寸关滑数,肝经有火,肺胃饮热未清。今用清热化饮之法调理。

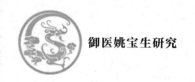

霜桑叶三钱　羚羊角七分　金银花二钱　苦桔梗二钱
焦枳壳一钱五分　广陈皮一钱五分　生白术一钱五分　酒黄连一钱(研)　云茯苓四钱　甘草一钱

引用淡竹叶一钱五分

【医案12】

光绪三十二年四月初二日,姚宝生请得慈禧太后脉息左关弦数、右寸关滑数,肝经有火,肺胃蓄有饮热。今用清热化饮之法调理。

甘菊三钱　霜桑叶三钱　酒黄芩二钱　羚羊角一钱
茯苓三钱　生白术一钱五分　橘红一钱(老树)　生杭白芍三钱　炙香附二钱　焦枳壳一钱五分　甘草一钱

引用淡竹叶一钱五分

【按语】上述医案以甘菊、霜桑叶、羚羊角清肝热,以炙香附疏肝理气。医案7中神曲、槟榔消积化滞,疗肠胃蓄有湿滞;以知母清肺热。医案10中金银花清热解毒;以桔梗宣肺、利咽、祛痰,与枳壳配伍,辛开苦泄,一升一降。桔梗与枳壳配伍,《苏沈良方》称之为"枳壳汤"。桔梗开肺气之郁,并可引苦泄降下之枳壳上行入肺;枳壳降肺气之逆,又能助桔梗利膈宽胸,可升降肺气、开郁化痰、宽中利膈。

【医案13】

光绪三十二年闰四月初三日,张仲元、姚宝生请得慈禧太后脉息左关弦而近数,右寸关滑而稍数,湿热渐清,唯肺胃蓄饮未净。今用清热化饮之法调理。

炙枇杷叶三钱　橘红一钱五分(老树)　霜桑叶三钱
甘菊三钱　酒黄芩一钱五分　知母二钱(炒)　地骨皮三钱

青蒿一钱五分　酒生地黄三钱　泽泻一钱五分　酒牡丹皮二钱　神曲三钱(炒)

引用益元散三钱(煎)

【医案14】

光绪三十二年闰四月初四日,张仲元、姚宝生请得慈禧太后脉息左关弦而近数,右寸关滑而近数,湿热渐清,唯肺胃蓄饮未净。今用清热化饮之法调理。

炙枇杷叶三钱　知母二钱　霜桑叶三钱　甘菊二钱　酒黄芩一钱五分　猪苓一钱五分　地骨皮三钱　枳壳一钱(炒)　酒生地黄三钱　泽泻一钱五分　牡丹皮一钱五分　甘草八分

引用鲜金银花三钱

【医案15】

光绪三十二年闰四月初五日,张仲元、姚宝生请得慈禧太后脉息左关弦而稍数,右寸关滑而近数,湿热渐清,唯肺胃蓄饮未净。今用清热化饮之法调理。

炙枇杷叶二钱　酒黄芩一钱五分　霜桑叶三钱　甘菊三钱　酒生地黄三钱　泽泻一钱　牡丹皮一钱五分　茯苓三钱　焦枳壳一钱　甘草八分

引用鲜金银花三钱

【按语】 近日慈禧太后湿热减轻,但仍有肺胃蓄饮未净之证,姚宝生继续治以清热化饮之法。方中重用枇杷叶清肺胃之热;知母、黄芩清肺热,化痰;霜桑叶、甘菊、牡丹皮清肝热;猪苓、泽泻利水化湿。全方以清肝肺胃热为主。

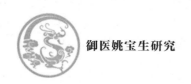

【医案16】

光绪三十二年八月十三日,张仲元、姚宝生请得皇太后脉息左关沉弦,右寸关滑而稍数,肺胃稍蓄湿热。今谨拟清轻之法调理。

酒黄芩一钱五分　金银花三钱　枳壳一钱五分(炒)栝楼二钱(研)　连翘二钱

引用灯心草一支、竹叶六分

【医案17】

光绪三十二年八月十四日,张仲元、姚宝生谨拟皇太后清热化湿之法。

霜桑叶二钱　金银花一钱五分　青果五个(研)　橘红七分(老树)

引用灯心草一支

【医案18】

光绪三十二年八月十六日,张仲元、姚宝生请得皇太后脉息左关稍弦,右关缓滑,肺胃稍蓄湿热。今谨拟调中化湿之法调理。

人参五分　茯苓二钱　霜桑叶二钱　广陈皮八分　生杭白芍一钱五分　麦冬二钱　甘草五分

引用青果五个(研)

【医案19】

光绪三十二年八月十七日,张仲元、姚宝生请得皇太后脉息左关稍弦,右关缓滑,肺胃稍有湿热。今谨拟和中化湿之法调理。

党参一钱五分　霜桑叶一钱五分　茯苓二钱　广砂仁八分(研)　广橘红四分　甘草五分

引用青果五个(研)

【按语】慈禧太后素有肺胃湿热之证,姚宝生多以清轻之法调理。医案中以黄芩、金银花、栝楼、连翘清热化痰;以灯心草、竹叶清心肺之火。肺胃湿热减轻后,注重脾胃的调理,多以党参、人参补脾益气,以砂仁行气醒脾。

【医案20】

　　光绪三十三年十月二十七日,张仲元、姚宝生请得老佛爷脉息左关沉弦,右寸关滑而稍数,精神清爽,谷食渐香,唯肺胃气道尚滞,饮热未清。今议用理气清热化饮之法调理。

　　川贝母三钱(研) 橘红一钱五分(老树) 前胡一钱五分 杏仁三钱(炒,研) 款冬花三钱 白前二钱 枳壳一钱五分(炒) 法夏一钱五分(研) 酒黄芩二钱 谷芽三钱(炒) 神曲三钱(炒) 甘草一钱

　　引用佛手柑八分

【按语】医案中以黄芩清肺热;以贝母、杏仁止咳平喘;以白前、前胡、款冬花降气祛痰;以橘红、枳壳和佛手柑理气;以谷芽、神曲消食导滞。以上诸药合用,共奏清热化饮、理气消滞之功效。

三、理气和中化湿之法,治疗肝脾欠和、内有湿热

【医案1】

　　光绪三十二年四月二十四日,张仲元、姚宝生请得慈禧太后脉息左关弦而稍数,右寸关沉滑,湿热减轻,气道尚有未畅。今用理气化湿之法调理。

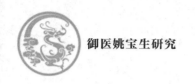

茯苓四钱　人参一钱(研)　生白术二钱　泽泻二钱
萹蓄二钱　瞿麦三钱　石莲肉三钱(研)　当归三钱　怀牛
膝二钱　广陈皮一钱五分　朱麦冬四钱　甘草梢三钱

引用知母二钱(盐炙)

【医案2】

光绪三十二年四月二十五日,张仲元、姚宝生请得慈禧
太后脉息左关弦而稍数,右寸关沉滑,湿热减轻,脾胃未畅。
今议用理气化湿之法调理。

云茯苓四钱　人参一钱(研)　生白术一钱五分　泽泻
一钱五分　石莲肉三钱(研)　瞿麦三钱　海金沙三钱　当
归三钱　怀牛膝二钱　草薢三钱　朱麦冬三钱　甘草梢
三钱

引用竹叶一钱、知母二钱

【医案3】

光绪三十二年四月二十六日,张仲元、姚宝生请得慈禧
太后脉息左关沉弦,右寸关沉滑,脾胃欠和,湿热未净。今
用和中化湿之法调理。

云茯苓四钱　人参一钱(研)　生白术二钱　广陈皮一
钱五分　法半夏一钱五分　酒黄连一钱五分(研)　石莲肉
三钱(研)　泽泻二钱　川草薢三钱　瞿麦三钱　怀牛膝二
钱　甘草梢二钱

引用朱麦冬三钱

【按语】姚宝生治疗慈禧太后湿热之证,后期多重视脾胃调
养,多以四君子汤化裁以健脾益气,助运化水湿;加用莲肉以增
健脾之功效;萹蓄、瞿麦、甘草梢、川草薢利尿通淋、清利湿热;引用
竹叶清热利尿。上述医案以健脾益气为主,以清热利尿通淋为辅。

【医案4】

光绪三十二年闰四月十六日，庄守和、张仲元、姚宝生请得皇太后脉息左关沉弦稍数，右寸关滑而近数，诸症见好，唯肝脾欠和，肠胃尚有余滞，郁热未清。今谨拟益阴清热之法调理。

酒生地黄四钱　麦冬三钱　栀子一钱五分（炒）　酒黄芩二钱　莱菔子一钱（炒，研）　山楂三钱（炒）　神曲三钱（炒）　泽泻一钱五分　甘菊三钱　枳壳一钱五分（炒）　玄参三钱　益元散三钱（煎）

引用鲜荷叶一小张（带梗）

【按语】 方中酒生地黄、麦冬、炒栀子、酒黄芩清热养阴；莱菔子、山楂、神曲消食导滞；甘菊清肝热；枳壳宽中行气化滞。

【医案5】

光绪三十二年闰四月二十一日，庄守和、张仲元、姚宝生请得皇太后脉息左关沉弦，右寸关滑而近数，肝脾欠和，胃热饮滞未清，清阳不升，为浊阴不降所致。今谨拟降浊升清之法调理。

枳实一钱五分（炒）　广陈皮一钱五分　莱菔子二钱（炒，研）　神曲三钱（炒）　东山楂三钱（炒）　栀子二钱（炒）　酒黄芩一钱五分　金银花三钱　赤茯苓三钱　泽泻一钱五分　合欢花五朵　甘草一钱

引用一捻金八分（后煎）

【医案6】

光绪三十二年闰四月二十二日，庄守和、张仲元、姚宝

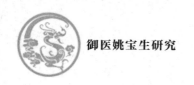

生请得皇太后脉息左关沉弦,右寸关滑而近数,肝脾欠和,胃热饮滞未清,清阳不升,为浊阴不降所致。今谨拟降浊升清之法调理。

枳实一钱五分(炒)　广陈皮一钱五分　酒黄芩二钱 莱菔子二钱(炒,研)　神曲三钱(炒)　山楂三钱　栀子一钱五分(炒)　溏栝楼四钱　泽泻一钱五分　合欢花五朵 益元散三钱(煎)

引用灯心草一支、竹叶一钱

【医案7】

光绪三十二年闰四月二十三日,庄守和、张仲元、姚宝生请得皇太后脉息左关沉弦,右寸关滑而近数,肝脾欠和,肠胃滞热未净。欲升清阳,先用降浊之法,今谨拟清热化滞饮调理。

枳实二钱(炒)　炙厚朴一钱五分　酒黄芩二钱　栀子二钱(炒)　东山楂肉三钱(炒)　神曲三钱(炒)　莱菔子二钱(炒,研)　泽泻二钱　元明粉一钱五分(后煎)　熟大黄二钱(后煎)　酒知母二钱　甘草一钱

引用竹叶一钱

【按语】慈禧太后肝脾不和、肠胃滞热。对于肠胃滞热之证,应以通利为主,"六腑以通为用"。医案中以小承气汤加减,方中大黄泻热,厚朴行气散满,枳实破气消滞,莱菔子、山楂、神曲健胃消食化滞。姚宝生以降浊通利之法通导胃肠积滞,使清阳得升、浊阴得降、中焦调和。

【医案8】

光绪三十二年五月初三日,庄守和、姚宝生请得慈禧太后脉息左关弦而近数,右寸关沉滑,肝脾欠和,肠胃蓄湿未净。今用和肝调胃化湿之法调理。

酒杭白芍二钱　栀子一钱五分(炒)　甘菊三钱　霜桑叶三钱　生白术一钱五分　云茯苓四钱　扁豆三钱(炒)　石莲肉三钱　神曲三钱(炒)　陈皮一钱五分　地榆二钱　生甘草一钱

引用鲜荷叶一小张

【医案9】

光绪三十二年五月初四日,庄守和、姚宝生请得慈禧太后脉息左关沉弦,右寸关滑缓,蓄湿见化,唯肝脾欠和,胃气尚未舒畅。今用益气理脾化湿之法调理。

党参三钱　云茯苓四钱　白术三钱(土炒)　扁豆三钱(炒)　薏苡仁四钱(炒)　山药三钱(炒)　广陈皮一钱五分　广砂仁八分(研)　猪苓二钱　石莲肉二钱(研)　泽泻一钱五分　甘草八分

引用生姜两片、大枣肉三个

【医案10】

光绪三十二年五月初五日,庄守和、姚宝生请得慈禧太后脉息左关沉弦,右寸关沉缓,肝脾欠和,脾弱化湿不快。今用益气健脾之法调理。

党参四钱　云茯苓四钱　白术三钱(土炒)　扁豆三钱(炒)　薏苡仁五钱(炒)　山药四钱(炒)　建莲肉三钱　炙甘草一钱

引用陈皮一钱、大枣三个

本方加合欢花五朵、荷蒂七个、荷叶一小张(撕碎)

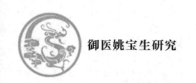

【按语】姚宝生善用益气理脾化湿之法调理慈禧太后肝脾欠和、胃气不舒之证,常用参苓白术散加减。医案中党参、白术、茯苓益气健脾渗湿;伍以山药、莲肉健脾益气;扁豆、薏苡仁助白术健脾渗湿;砂仁醒脾和胃、行气化湿;陈皮理气健脾;大枣补脾和胃、顾护胃气。

【医案11】

光绪三十二年五月十七日,张仲元、姚宝生请得皇太后脉息左关沉弦,右寸关滑而稍数,肝胃欠和,脾元化湿不畅。今谨拟醒脾化湿之法调理。

云茯苓三钱　生白术八分　霍梗三分　扁豆三钱(炒)炙厚朴八分　神曲二钱(炒)　广砂仁八分(研)　泽泻八分(盐炙)　车前子二钱(包煎)

引用薏苡仁三钱

【医案12】

光绪三十二年五月十八日,张仲元、姚宝生请得皇太后脉息左关弦急,右关缓滑,肝胃欠和,脾元化湿不畅。今谨拟醒脾化湿之法调理。

云茯苓三钱　生白术八分　霍梗三分　扁豆三钱(炒)炙厚朴八分　车前子二钱(包煎)　广砂仁八分(研)　泽泻八分(盐炙)

引用薏苡仁三钱

【医案13】

光绪三十二年五月十八日酉刻,姚宝生请得皇太后脉息左关沉弦、右寸关滑缓,肝胃欠和,脾蓄湿热,健运不畅,浊阴不降,以致清阳不升。今谨拟醒脾化湿之法调理。

云茯苓三钱　人参二分(煎)　党参一钱五分　生白术

八分　焦茅苍术八分　霍梗四分　广砂仁八分（研）　炙厚
朴六分　扁豆三钱（炒）

引用车前子三钱（包煎）

【医案 14】

光绪三十二年五月十九日，张仲元、姚宝生请得皇太后
脉息左关沉弦，右寸关滑缓，肝胃欠和，脾蓄湿热，健运不
畅，浊阴不降，以致清阳不升。今谨拟醒脾化湿之法调理。

云茯苓三钱　党参三钱　生白术八分　焦茅苍术八分
泽泻一钱　广砂仁八分（研）　炙厚朴七分　扁豆三钱（炒）
南柴胡一钱　神曲三钱（炒）

引用鲜荷叶半张

【按语】慈禧素有肝胃不和、脾蓄湿热之证，姚宝生多治以醒
脾化湿之法，常用健脾化湿、行气消积之品。白术甘温补中、补
脾燥湿、和中消滞；茯苓甘淡渗利、健脾补中、利水渗湿、宁心安
神。二药相伍，一健一渗，水湿则有出路，故脾可健、湿可去、饮
可化。配伍扁豆补脾和胃、清暑化湿；砂仁芳香理气、醒脾消食、
开胃止呕；厚朴行气消积、燥湿除满、降逆止呕；神曲健脾和胃、
消食化积；车前子清泄湿热、渗湿止泻。

【医案 15】

光绪三十三年三月初三日，庄守和、姚宝生请得皇太后
脉息左关稍弦，右关缓滑，肠胃稍有湿热。今谨拟调中化湿
之法调理。

酒黄芩一钱五分　茅苍术一钱　厚朴七分　广陈皮一
钱　谷芽三钱（炒）　霜桑叶三钱

引用鲜青果五个（研）、橘络三钱

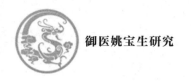

【医案 16】

　　光绪三十三年三月初四日，庄守和、姚宝生请得皇太后脉息左关稍弦，右关缓滑，肝脾欠和，化湿稍慢。今谨拟益气缓肝之法调理。

　　人参五分　党参二钱　生白术六分　茯苓三钱　谷芽三钱(炒)　广陈皮一钱　生杭芍一钱五分　丹皮一钱　生甘草八分

　　引用麦冬三钱

【医案 17】

　　光绪三十三年十一月十九日，张仲元、姚宝生请得老佛爷脉息左关沉弦，右寸关滑而稍数，肠胃不和，湿热未净。今议用和中化湿之法调理。

　　云茯苓四钱　茅术一钱五分(土炒)　广陈皮二钱　炙厚朴一钱五分　煨木香一钱　大腹皮一钱五分　黄连一钱五分(炒，研)　盐砂仁一钱五分(研)　建泽泻一钱五分　薏苡仁四钱(炒)　焦神曲二钱　粉甘草一钱

　　引用焦山楂二钱

　　照本方加炒麦芽三钱

　　【按语】医案 15、17 均以平胃散加减，治疗肝脾欠和、湿阻中焦。医案 15 配伍黄芩、桑叶以清肝肺之热；配伍谷芽以消食和中、健脾开胃；配伍陈皮、橘络以理气化痰。医案 16 以四物汤加减补益和中；配伍生白芍养血柔肝，与生甘草同用以治疗肝脾不和。医案 17 在平胃散的基础上增茯苓、泽泻、薏苡仁以健脾利水渗湿；增大腹皮、砂仁和木香以行气止痛、化湿消胀。

四、清肺理气平肝之法,治疗肝郁化火所致呛嗽无痰

【医案1】

光绪三十年二月初三日,姚宝生看得四格格脉息右寸关滑数、左关弦而近数,肺胃郁热,气道不舒,肝木郁而化火,以致胸膈不爽、呛嗽无痰、不能安卧。今用清肺理气平肝之法调治。

枇杷叶三钱　款冬花三钱　桑叶三钱　桑白皮三钱
川贝母二钱　杏仁泥三钱　麦冬三钱　溏栝楼三钱　陈皮
一钱五分　栀子仁二钱(炒)　炙香附二钱　云茯神四钱
生甘草一钱

引用鲜芦根两支(切碎)

【医案2】

光绪三十年二月初四日,姚宝生看得四格格脉息右寸关滑而稍数、左关弦而近数,肺胃郁热见好,唯膈间气道尚不舒畅,肝热未退,咳嗽虽轻,但仍不时作呛,夜卧稍安。今用清肺理气和肝之法调治。

炙枇杷叶三钱　款冬花三钱　炙桑白皮二钱　川贝母
二钱　杏仁泥三钱　麦冬三钱　溏栝楼二钱　陈皮一钱五
分　生杭白芍三钱　炙香附二钱　云茯神四钱　生甘草
一钱

引用鲜芦根两支(切碎)

【按语】姚宝生治疗肺胃郁热所致气道不舒等证,常用枇杷、款冬花、桑白皮之品清肺热。款冬花润肺下气、化痰止嗽;枇杷叶与款冬花连用可清热化痰、止咳平喘;川贝母、杏仁清热化痰;辅以桑叶、香附清肝疏肝理气,调畅气机。

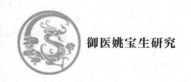

【医案3】

光绪三十二年闰四月初十日申刻,庄守和、张仲元、姚宝生请得皇太后脉息左关弦数,右寸关沉滑稍数,滞热渐化,尚有未清,肝脾未和,郁热伤阴,有时肺燥作嗽,口苦而渴,食少无味,嗜卧身倦,头晕目眩。今谨拟清热益阴调中之法调理。

麦冬三钱　知母二钱　天花粉二钱　甘菊三钱　地骨皮三钱　炙枇杷叶二钱　陈皮一钱　神曲三钱(炒)

引用益元散三钱(煎)

【按语】姚宝生治疗肝脾不和、郁热伤阴所致咳嗽、目眩等证,常以麦冬、知母、天花粉清热生津;以菊花清肝热;以地骨皮清肺降火,兼有生津止渴的作用,与天花粉同用可清热生津;神曲健脾和胃。诸药合用,共奏清热养阴、调和肝脾之功效。

第五节　中焦帷幄,治病求本

【医案1】

光绪三十二年五月二十四日,臣力钧、张仲元、姚宝生请得皇太后脉息右关滑缓,左关弦,胃口稍清,尚有积滞,肝气稍旺,血仍未充。今谨拟理脾调胃和肝之剂调理。

生白术一钱　广化皮一钱　牡丹皮一钱　当归身一钱五分　谷芽二钱(炒)　神曲一钱五分(炒)

引用鸡内金二钱

【医案2】

光绪三十二年五月二十五日,臣力钧、张仲元、姚宝生请得皇太后脉象右关稍滞,重按微滑,病象专在脾胃。今谨拟理脾开胃为治。

生白术一钱　焦谷芽三钱　焦神曲二钱　广陈皮一钱
鸡内金二钱　云茯苓三钱　淡竹茹一钱五分

加春砂仁二分(研,后下)

【医案3】

光绪三十二年五月二十六日,臣力钧、张仲元、姚宝生请得皇太后脉息右关缓滞,重按微滑,肝气渐调,中气尚未健旺。今谨拟补脾开胃之剂调理。

党参二钱　生白术一钱　谷芽二钱(炒)　山楂肉二钱
老生姜一片　广陈皮一钱

引用鸡内金两个(鲜,洗净)

【按语】姚宝生常用理脾和胃养肝之法调和肝脾。医案中以白术、陈皮、茯苓健脾化湿;以焦谷芽、焦神曲、鸡内金健胃消食;加入党参补益元气、益气健脾。

【医案4】

光绪三十二年四月十八日,庄守和、姚宝生看得总管脉息左关稍弦,右寸关缓滑,精力见好,唯脾元未实,胃气欠和。今用益气理脾和胃之法调治。

党参三钱　生白术一钱五分　白术一钱五分(炒)　陈皮八分　茯苓三钱　扁豆三钱　薏苡仁四钱　炙香附一钱
广砂仁七分(研)　生神曲二钱　谷芽三钱　藿梗八分(炒)
炙甘草八分

引用佛手柑八分

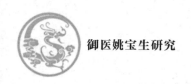

【医案5】

光绪三十二年四月二十一日,张仲元、姚宝生看得总管脉息左关稍弦,右寸关缓滑,精力见好,唯脾元欠实,中气稍有未和。今用益气理脾合中之法调治。

党参三钱　生白术一钱五分　白术一钱五分(炒)　陈皮八分　茯苓三钱　扁豆三钱(炒)　薏苡仁四钱(炒)　炙香附一钱　广砂仁七分(研)　建莲肉三钱(研)　谷芽三钱(炒)　藿梗八分　炙甘草八分

引用佛手柑八分

【按语】以上两则医案均为参苓白术散化裁,以参苓白术散补脾胃、益肺气,增香附、砂仁理气和中,增神曲、谷芽消食化积。

【医案6】

光绪三十二年五月二十九日,臣力钧、张仲元、姚宝生请得皇太后脉息右关滑缓,中气仍滞。今谨拟温通之品调理。

人参五分　党参三钱　生白术二钱　茅苍术一钱　生姜一钱　生甘草五分　桂枝八分　桑枝一钱(鲜)

引用神曲二钱(炒)

【医案7】

光绪三十二年六月初一日,臣力钧、张仲元、姚宝生请得皇太后脉息右关缓而有神,中气稍振。谨拟再以甘温补中之品调理。

人参五分　党参四钱　干姜一钱　生白术二钱　茅苍术二钱　桂枝八分　制附片二分　生甘草五分

引用广砂仁一钱(研)

【医案8】

光绪三十二年六月初二日,臣力钧、张仲元、姚宝生请得皇太后脉息右关缓而有神,中气稍振。今谨拟甘温补中之品调理。

人参五分 党参三钱 生姜一钱 生白术二钱 茅苍术一钱 桂枝六分 制附片二分 生甘草五分

引用广砂仁一钱(研)

【按语】经理气和胃和肝之法调理后,慈禧太后胃气渐和,但中气仍欠舒,增桂枝、附子。附子配伍桂枝,二者相须为用,辛热之性相投,均为阳中之阳,辛温通阳,发散通经,作用之力由内达外,温通内外,能温达脏腑、经络、四肢、百骸。姚宝生以桂枝、附子配伍,温通脾阳,振奋中气。

【医案9】

光绪三十二年六月初六日,张仲元、姚宝生请得皇太后脉息右关滑缓有神,中气稍振,血脉渐充。今谨拟温中益气之法调理。

人参五分 党参四钱 生白术二钱 桂枝八分 老姜一钱 生黄芪一钱五分 当归一钱 广砂仁八分(研) 生甘草六分

引用小枣肉两个

【医案10】

光绪三十二年六月初七日,臣力钧、张仲元、姚宝生请得皇太后脉息和缓而旺,重按有力,根柢深厚,气血调和。今谨拟温中益气之品调理。

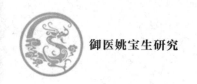

人参八分 党参四钱 生白术二钱 广陈皮一钱五分
生黄芪二钱 桂枝八分 生老姜一大片 生甘草六分

引用小枣肉两个

【医案11】

光绪三十二年六月初八日，臣力钧、张仲元、姚宝生请得皇太后脉息右关滑缓有神，中气稍振，微有湿热。今谨拟理中益气稍佐清轻之品调理。

人参八分 党参三钱 生白术二钱 广陈皮一钱五分
生黄芪一钱五分 桂枝六分 青竹茹一钱五分 神曲三钱
（炒） 生甘草八分

引用灯心草一支

【按语】经调理之后，慈禧太后中气渐舒、气血调和，继续以人参、党参、生白术、生黄芪健脾益气；桂枝、生姜温通脾阳；生姜、小枣配伍调和脾胃、温补中焦。

【医案12】

光绪三十二年六月初十日，姚宝生谨拟慈禧太后：人参八分、生白术六分、陈皮五分、薏苡仁五分（炒）。

【医案13】

光绪三十二年六月十二日，臣力钧、张仲元、姚宝生请得皇太后脉息右关缓而有神，中气渐复，脾经尚有湿气。今谨拟健脾化湿之品调理。

人参八分 党参三钱 生白术二钱 生茅苍术一钱五分 桂枝八分 生甘草五分

引用广陈皮一钱

【医案14】

光绪三十二年六月十三日,臣力钧、张仲元、姚宝生请得皇太后脉息右关缓而有神,中气渐复,脾经尚有湿气。今谨拟健脾化湿之品调理。

人参八分　党参三钱　生白术二钱　生黄芪一钱五分生茅苍术一钱五分　桂枝八分　生甘草五分

引用广陈皮一钱五分

【医案15】

光绪三十二年六月十四日,臣力钧、张仲元、姚宝生请得皇太后脉息右关缓而有神,气血通畅,湿气外越。今谨拟建中化湿之品调理。

人参八分　党参三钱　生白术二钱　生茅苍术一钱五分　桂枝八分　防风八分　生黄芪一钱

引用广砂仁一钱(研)

【医案16】

光绪三十二年六月十六日,张仲元、姚宝生请得皇太后脉息右关缓而有力,脾元未畅,健运稍慢。今谨拟建中化湿之法调理。

人参八分　党参三钱　生白术二钱　茅苍术一钱　桂枝六分　广陈皮一钱

引用广砂仁一钱(研)

【按语】慈禧太后中气稍振,微有湿热,去大量化湿药,继续佐以人参、党参等健脾益气药,使中气得复、脾胃强健,黄芪补气固表。三药合用,共奏补中益气、振奋脾元之功效。苍术健脾化湿,砂仁行气开胃。

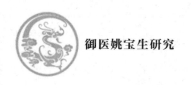

【医案 17】

　　光绪三十二年六月二十四日,臣力钧、张仲元、姚宝生请得皇太后脉息右关缓而有力,中气渐复。今谨拟益气理脾之法调理。

　　人参八分　生白术二钱　云茯苓三钱　生杭白芍一钱五分　生甘草七分

　　引用广砂仁八分(研)

【医案 18】

　　光绪三十二年六月二十六日,张仲元、姚宝生请得皇太后脉息右关缓而稍滑,中气渐复。今谨拟益气理脾之法调理。

　　人参八分　党参二钱　生白术二钱　云茯苓三钱　生杭白芍一钱五分　生甘草七分

　　引用广砂仁八分(研)

【医案 19】

　　光绪三十二年六月二十七日,臣力钧、张仲元、姚宝生请得皇太后脉息右关缓而稍滑,中气渐复。今谨拟理脾和胃之品调理。

　　人参八分　党参二钱　生白术二钱　茯苓二钱　生杭白芍一钱　小桂枝五分　生甘草五分

　　引用广砂仁五分(研)

　　【按语】姚宝生调理脾胃、补益中气常用四君子汤化裁,以四君子汤补气健脾。医案中加入党参补中益气、和胃生津;白芍和胃止痛;桂枝温阳化气、温胃止痛。

【医案 20】

光绪三十二年六月二十八日,张仲元、姚宝生请得皇太后脉息右关缓而稍滑,中气渐足,稍蓄湿热。今谨拟理脾化湿之法调理。

人参一钱　生白术二钱　茯苓三钱　广陈皮一钱　麦冬二钱　生杭白芍一钱五分　生甘草八分

引用神曲三钱(炒)

【医案 21】

光绪三十二年六月二十九日,姚宝生请得皇太后脉息右关缓而稍滑,中气渐足,稍蓄湿热。今谨拟理脾化湿之法调理。

人参一钱　生白术二钱　广陈皮一钱　生杭白芍一钱五分　麦冬二钱　牡丹皮一钱　茯苓三钱　生甘草六分

引用霜桑叶二钱

【按语】上述医案均为异功散化裁。异功散出自《小儿药证直诀》,又名"五味异功散",由四君子汤加陈皮组成,具有补气健脾、行气化滞之功效。

【医案 22】

光绪三十二年七月二十九日,张仲元、姚宝生请得皇太后脉息左关稍弦,右关缓滑,气血渐调。今谨拟益气理脾之法调理。

人参一钱　党参二钱　生黄芪一钱五分　桂枝一钱五分　生白术二钱　广砂仁一钱(研)　茯苓三钱　炙甘草六分

引用生姜一大片

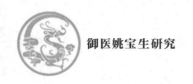

【医案23】

光绪三十二年八月初一日,张仲元、姚宝生请得皇太后脉息左关稍弦,右关和缓,气血渐调。今谨拟益气理脾之法调理。

人参一钱　党参二钱五分　生白术一钱五分　茯苓三钱　广陈皮四分　广砂仁八分(研)　桂枝一钱五分　炙甘草六分

引用灯心草一支

【医案24】

光绪三十二年八月初三日,臣力钧、张仲元、姚宝生请得皇太后脉息左关弦滑,右关滑缓,冷积未化,肠胃欠和,稍有寒湿。今谨拟益气化湿理脾之剂调理。

人参一钱　党参二钱　生白术二钱　茯苓二钱　桂枝一钱　茅苍术一钱　附子三分(研)　广砂仁一钱(研)

引用生姜二片、大枣一个

【医案25】

光绪三十二年八月初四日,张仲元、姚宝生请得皇太后脉息左关稍弦,右关滑缓,中气欠舒,化湿未畅。今谨拟益气理脾化湿之法调理。

洋参一钱　党参一钱五分　生白术一钱五分　茯苓二钱　广砂仁八分(研)　广陈皮六分

引用竹茹八分

【医案26】

光绪三十二年八月初五日,张仲元、姚宝生请得皇太后脉息左关沉弦,右关稍缓,气血渐和。今谨拟和肝理脾之法调理。

党参三钱　生白术一钱五分　茯苓二钱　广陈皮一钱
杭白芍一钱(炒)　牡丹皮六分　当归身八分(酒炒)
引用桂枝五分

【按语】对于后期治疗,姚宝生注重肝脾同调、疏肝理脾,以参类、白术健脾,以砂仁、木香行气化湿,以白芍、当归柔肝和肝,调畅气机。

【医案27】

光绪三十二年八月初七日戌刻,张仲元、姚宝生请得皇太后脉息左关稍弦,右关滑缓,气血渐和。今谨拟益气理脾之法调理。

党参三钱　生白术一钱五分　茯苓二钱　广陈皮八分
桂枝六分　甘草四分
引用灯心草一支

【医案28】

光绪三十二年八月十九日,张仲元、姚宝生请得皇太后脉息左关沉弦,右关缓滑,气血渐调。今谨拟和中之法调理。

党参二钱　茯苓二钱　陈皮八分　桂枝六分　甘草四分
引用霜桑叶一钱

【医案29】

光绪三十二年八月二十日,张仲元、姚宝生请得皇太后脉息左关稍弦,右关缓滑,胃气欠和。今谨拟和中之剂调理。

党参二钱　生白术一钱五分　神曲二钱(炒)　广砂仁一钱(研)　桂枝七分　炙甘草六分
引用霜桑叶一钱

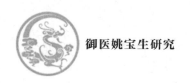

【医案 30】

　　光绪三十二年八月二十一日,张仲元、姚宝生请得皇太后脉息左关稍弦,右关缓滑,气血渐调。今谨拟益气理脾之法调理。

　　人参八分　党参二钱　生白术一钱二分　广砂仁八分(研)　桂枝七分　云茯苓二钱　炙甘草六分

　　引用霜桑叶一钱

【医案 31】

　　光绪三十二年八月二十二日,张仲元、姚宝生请得皇太后脉息左关稍弦,右关缓滑,中气稍有未舒。今谨拟调中养阴之法调理。

　　人参八分　党参二钱　生白术一钱五分　广陈皮一钱二分　桂枝七分　神曲二钱(炒)　生杭白芍一钱五分　麦冬一钱五分　霜桑叶一钱五分

　　引用灯心草一支

　　【按语】姚宝生在调理脾胃时常以人参、党参健脾益气,陈皮行气化滞,配伍桑叶清热平肝。

【医案 32】

　　光绪三十二年八月二十三日,张仲元、姚宝生请得皇太后脉息左关稍弦,右关缓滑,中气稍滞,气血未充。今谨拟调中养阴之法调理。

　　人参一钱　党参二钱　生白术一钱二分　广陈皮一钱二分　桂枝八分　当归一钱　生杭白芍一钱五分　牡丹皮一钱　神曲二钱(炒)　炙甘草六分

　　引用霜桑叶一钱五分

【医案33】

　　光绪三十二年八月二十四日,张仲元、姚宝生请得皇太后脉息左关稍弦,右关缓滑,气血渐调。今谨拟益气养阴之法调理。

　　人参一钱　党参二钱　生白术一钱二分　广陈皮一钱五分　桂枝八分　当归一钱　生杭白芍二钱　牡丹皮一钱神曲三钱(炒)

　　引用霜桑叶二钱

【医案34】

　　光绪三十二年八月二十五日,张仲元、姚宝生请得皇太后脉息左关稍弦,右关缓滑,气血渐调,稍有郁热。今谨拟益气养阴之法调理。

　　人参一钱　党参二钱　生白术一钱二分　广陈皮一钱桂枝八分　生杭白芍二钱　牡丹皮一钱　神曲三钱(炒)麦冬二钱

　　引用霜桑叶一钱五分

　　【按语】姚宝生在调理脾胃时注重养阴,常以麦冬养阴生津,以当归、白芍养阴和肝。

【医案35】

　　光绪三十二年九月初四日,臣力钧、张仲元、姚宝生请得皇太后脉息右寸关滑而有神,肠胃渐和。今谨拟益气理脾之剂调理。

　　人参一钱　党参二钱　白术二钱　杭白芍一钱(酒炒)桂枝一钱　广陈皮八分　缩砂仁八分(研)　炙甘草六分

　　引用生姜三片

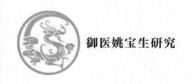

【医案36】

　　光绪三十二年九月初五日,照原方加麦冬一钱五分。

【医案37】

　　光绪三十二年九月初六日,张仲元、姚宝生请得皇太后脉息右寸关滑而有神,肠胃渐和。今谨拟益气理脾之剂调理。

　　人参一钱　党参二钱　生白术二钱　酒杭白芍一钱五分　桂枝一钱　枳壳一钱五分(炒)　广砂仁八分(研)　炙甘草六分

　　引用生姜三片

【医案38】

　　光绪三十二年九月初七日,张仲元、姚宝生请得皇太后脉息右寸关滑而有神,肠胃渐和。今谨拟益气理脾之剂调理。

　　人参一钱　党参二钱　生白术二钱　酒白芍二钱　桂枝八分　枳壳一钱五分(炒)　煨木香八分　炙甘草六分

　　引用霜桑叶一钱

　　【按语】姚宝生应用白术、党参、人参等补气药物益气健脾,慈禧太后经治疗后,中气渐舒,肠胃渐和。后期则多配伍枳壳、木香、砂仁等药物理气宽中、行滞消胀。

【医案39】

　　光绪三十二年九月初八日,张仲元、姚宝生请得皇太后脉息右寸关滑而有神,肠胃渐和,唯余滞未净。今谨拟理脾化滞法调理。

人参一钱　党参二钱　生白术二钱　炙厚朴一钱五分
神曲二钱(炒)　山楂三钱(炒)　广陈皮一钱　甘草六分
　　引用霜桑叶二钱

【医案40】

　　光绪三十二年九月初十日,张仲元、姚宝生请得皇太后脉息右寸关滑而有神,肠胃渐和。今谨拟理脾调中之法调理。

人参一钱　党参二钱　生白术二钱　厚朴一钱五分
神曲二钱(炒)　山楂三钱(炒)　广陈皮一钱　甘草六分
　　引用桂枝五分

【医案41】

　　光绪三十二年九月十六日,张仲元、姚宝生请得皇太后脉息右寸关滑而有神,肠胃渐和。今谨拟益气理脾之法调理。

人参一钱　党参二钱　生白术二钱　茯苓三钱　广陈皮八分　桂枝一钱　盐广砂仁八分(研)　炙甘草八分
　　引用生姜二片、大枣三个

【医案42】

　　光绪三十二年九月十七日,张仲元、姚宝生请得皇太后脉息右寸关滑而有神,气血渐充。今谨拟益气理脾之法调理。

人参一钱　党参二钱　生白术二钱　茯苓三钱　广陈皮八分　桂枝一钱　盐广砂仁八分(研)　神曲二钱(炒)
　　引用生姜二片

【医案43】

　　光绪三十二年九月十八日,照原方加当归身一钱五分(酒洗)。

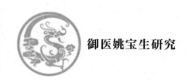

【按语】慈禧太后经调理气血渐充,姚宝生继续以人参、党参、白术健脾益气;配伍陈皮行气化滞,神曲消食和胃;引用生姜温胃散寒,大枣顾护胃气。

【医案44】

光绪三十二年九月十九日,张仲元、姚宝生请得皇太后脉息右寸关滑而有神,气血渐充。今谨拟益气理脾之法调理。

人参一钱　党参二钱　生白术二钱　茯苓三钱　广陈皮八分　神曲三钱(炒)　盐当归身一钱五分(酒洗)

引用桂枝一钱

【医案45】

光绪三十二年九月二十七日,张仲元、姚宝生请得皇太后脉息左关滑而稍滞,气血日充。今谨拟理脾调中之法调理。

人参一钱　党参二钱　生白术二钱　广砂仁八分(研)神曲三钱(炒)　炙厚朴一钱　杭白芍二钱　广陈皮八分

引用桂枝八分

【医案46】

光绪三十二年九月二十八日,张仲元、姚宝生请得皇太后脉息右关滑而稍滞,气血日充。今谨拟理脾调中之法调理。

人参一钱　党参二钱　生白术二钱　广砂仁八分(研)神曲三钱(炒)　杭白芍一钱五分　广陈皮八分　炙香附一钱五分

引用桂枝八分

【按语】上述医案均以桂枝为引经药。桂枝引诸药达于四肢,同时温经散寒。

【医案47】

光绪三十二年十月初四日,张仲元、姚宝生请得皇太后脉息右关沉滑,神力皆好,唯胃蓄饮滞、气道不畅。今谨拟理脾调中之法调理。

人参一钱　生白术一钱五分　广陈皮一钱　神曲二钱(炒)　当归身一钱　枳壳一钱(炒)　甘草五分

引用竹茹一钱

【医案48】

光绪三十二年十月初五日,张仲元、姚宝生请得皇太后脉息右关沉滑,神力皆好,唯余滞未清。今谨拟理脾调中之法调理。

人参一钱　生白术一钱五分　广陈皮一钱　神曲二钱荷蒂三个　苦桔梗一钱　当归身一钱　枳壳一钱(炒)　甘草五分

引用竹茹一钱

【医案49】

光绪三十二年十月初六日,张仲元、姚宝生请得皇太后脉息右关沉滑,神力皆好,唯滞热未清。今谨拟理脾调中之法调理。

人参一钱　生白术一钱五分　广陈皮一钱　神曲二钱(炒)　荷蒂三个　当归身一钱　枳壳一钱(炒)　甘草五分

本方加炙香附一钱、桂枝八分

【医案50】

光绪三十二年十一月初六日,姚宝生请得皇太后脉息左关沉弦、右寸关缓滑,神力皆好,唯中气健运稍有未畅。今谨拟益气调中之法调理。

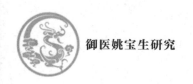

人参八分　生白术五分　广陈皮八分　广砂仁八分（研）　桂枝七分　麦芽二钱（炒）

引用霜桑叶一钱

【医案51】

光绪三十二年十一月十四日,张仲元、姚宝生请得皇太后脉息左关沉弦,右寸关缓滑,神力皆好,唯气道稍有未舒。今谨拟益气调中之法调理。

人参八分　生白术八分　广陈皮八分　桂枝八分　谷芽三钱（炒）　炙甘草五分

引用霜桑叶一钱（未煎）

【医案52】

光绪三十二年十一月十七日,张仲元、姚宝生请得皇太后脉息左关沉弦,右寸关缓滑,神力皆好,唯中焦稍有郁热。今谨拟和中调气之法调理。

人参八分　生白术五分　麦冬一钱五分　枳壳八分（炒）　陈皮七分　甘草五分

引用霜桑叶一钱五分

【按语】姚宝生继续以补益类药物调护脾胃,配伍桑叶、香附之品以疏肝行气。

【医案53】

光绪三十二年十二月十七日,庄守和、张仲元、姚宝生请得皇太后脉息左关稍弦,右关缓滑,气道未舒,运化欠畅。今谨拟益气调中之法调理。

人参一钱（研）　生白术一钱　广陈皮八分　焦麦芽一钱五分　焦山楂一钱五分　焦神曲一钱五分　桂枝八分　生杭白芍一钱五分　枳壳八分（炒）　生甘草六分

引用白蒺藜二钱（研）

【医案54】

　　光绪三十二年十二月十八日,庄守和、张仲元、姚宝生请得皇太后脉息左关稍弦,右关缓滑,气道稍舒,运化未畅。今谨拟益气调中之法调理。

　　人参一钱　生白术一钱　枳壳八分(炒)　焦麦芽一钱五分　焦山楂一钱五分　焦神曲一钱五分　桂枝八分　生杭白芍一钱五分　当归身一钱　杭菊一钱五分

　　引用白蒺藜二钱(研)

【医案55】

　　光绪三十二年十二月二十日,庄守和、张仲元、姚宝生请得皇太后脉息左关沉弦,右关滑而有神,肠胃蓄有滞热。今谨拟调中化滞之法调理。

　　炙厚朴一钱五分　枳实一钱五分(炒)　焦麦芽一钱五分　焦山楂一钱五分　焦神曲一钱五分　玄明粉(无水硫酸钠)一钱(煎)　生甘草六分

　　引用一捻金八分(煎)

【医案56】

　　光绪三十二年十二月二十一日,庄守和、张仲元、姚宝生请得皇太后脉息左关沉弦,右关尚有滑象,肠胃滞热未清。今谨拟补中化滞之法调理。

　　人参一钱　枳实一钱五分(炒)　广陈皮一钱　焦麦芽一钱　焦山楂一钱　焦神曲一钱　炙厚朴一钱

　　引用一捻金六分(煎)

【医案57】

　　光绪三十二年十二月二十二日,臣力钧、庄守和、张仲

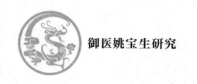

元、姚宝生请得皇太后脉息左关沉弦,右关仍带滑,余滞尚未大清。今谨拟补中宣气之法调理。

人参一钱　生枳壳一钱五分　生厚朴一钱　生麦芽一钱　甘草三分

引用生姜一片

【按语】上述医案以人参补益元气、中气健运;以玄明粉泻热润燥;以枳实、焦三仙(焦麦芽、焦山楂、焦神曲)、一捻金消食导滞;以厚朴行气导滞。

【医案58】

光绪三十二年十二月二十五日,庄守和、张仲元、姚宝生请得皇太后脉息左关稍弦,右关沉缓,中气健运稍有未畅。今谨拟益气理脾之法调理。

人参八分　党参二钱　生白术一钱五分　茯苓三钱广陈皮一钱　广砂仁八分(研)　酒杭白芍一钱五分　桂枝八分　炙甘草六分

引用生姜一片、大枣肉三个

【医案59】

光绪三十二年十二月二十六日,庄守和、张仲元、姚宝生请得皇太后脉息左关稍弦,右关沉缓,中气健运稍有未畅。今谨拟益气理脾之法调理。

人参一钱五分　党参二钱　生白术一钱五分　茯苓三钱　广陈皮一钱　广砂仁八分(研)　酒杭白芍一钱五分桂枝八分　炙甘草六分

引用生姜一片、大枣肉三个

【医案60】

光绪三十二年十二月二十八日,庄守和、张仲元、姚宝生请得皇太后脉息左关稍弦,右关沉缓,中气健运稍有未畅。今谨拟益气理脾之法调理。

人参一钱五分　党参三钱　生白术一钱五分　茅苍术五分　茯苓三钱　广陈皮一钱　广砂仁八分（研）　酒杭白芍一钱　桂枝六分　炙甘草六分

引用生姜一片、大枣肉三个

【医案61】

光绪三十三年正月初四日,庄守和、张仲元、姚宝生请得皇太后脉息左关稍弦,右寸关沉缓,中气健运稍有未畅。今谨拟益气理脾之法调理。

人参一钱七分　党参三钱　生白术一钱五分　茯苓三钱　广陈皮一钱　广砂仁八分（研）　白蒺藜二钱（炒）　密蒙花二钱　炙甘草六分

引用生姜一片、大枣肉三个

【按语】以上医案均以四君子汤为本方,加陈皮则名曰"异功散",意在行气化滞、醒脾助运,使补而不滞;加入砂仁行气调中、和胃醒脾。

【医案62】

光绪三十三年四月十六日,姚宝生请得皇太后脉息左关稍弦、右寸关滑缓,中气稍有未和。谨拟益气和中之法调理。

人参八分　党参三钱　生白术一钱五分　云茯苓三钱广陈皮一钱　黄连四分（研）　炙甘草八分

引用霜桑叶二钱

67

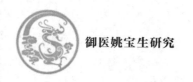

【医案 63】

光绪三十三年四月十七日,姚宝生请得皇太后脉息左关稍弦、右寸关滑缓,肠胃稍有未和。谨拟益气调中之法调理。

人参八分　党参三钱　生白术一钱五分　云茯苓三钱广陈皮一钱　黄连四分(研)　炙甘草八分

引用煨木香四分

【医案 64】

光绪三十三年四月十八日,姚宝生请得皇太后脉息左关稍弦、右寸关滑缓,肠胃稍有未和。谨拟益气和中之法调理。

人参八分　党参三钱　生白术一钱五分　云茯苓三钱广砂仁一钱(研)　广陈皮一钱　炙甘草八分

引用煨木香四分

【医案 65】

光绪三十三年四月十九日,姚宝生请得皇太后脉息左关稍弦、右寸关滑缓,肠胃稍有未和。谨拟益气和中之法调理。

人参八分　党参三钱　生白术一钱五分　云茯苓三钱广砂仁一钱(研)　广陈皮一钱　黄连四分(研)　炙甘草八分

引用煨木香四分

【按语】上述医案继续以异功散调理脾胃。加砂仁以醒脾和胃;加黄连取左金丸之意,用于去中焦湿热、清肝泻热;以煨木香为引经药,引诸药入肝胃经,还可行气止痛。

【医案66】

光绪三十三年四月二十一日,姚宝生请得皇太后脉息左关稍弦、右寸关滑而近数,稍蓄湿热。谨拟清热调中之法调理。

甘菊二钱　霜桑叶三钱　盐黄柏一钱　丹皮一钱五分
枳壳一钱(炒)　谷芽三钱(炒)　广陈皮一钱

引用灯心草二支

本方加竹茹二钱、羚羊角一钱五分

【按语】因下焦蓄有湿热,故以黄柏清利湿热;以甘菊、霜桑叶、羚羊角、丹皮清肝热;引用灯心草以利水通淋,与黄柏同用可清热利湿。

【医案67】

光绪三十三年四月二十四日,姚宝生请得皇太后脉息左关稍弦、右寸关滑缓,脾胃欠和,稍有湿热。谨拟调中化湿之法调理。

西洋参一钱五分　云茯苓三钱　黄连四分(研)　煨木香四分　广砂仁八分(研)　泽泻八分(盐炒)　甘菊二钱

引用霜桑叶三钱

本方减煨木香

【医案68】

光绪三十三年四月二十五日,姚宝生请得皇太后脉息左关稍弦、右寸关滑而稍数,脾胃蓄有湿热。谨拟调中化湿之法调理。

西洋参一钱五分　党参二钱　黄连四分(研)　泽泻八分　云茯苓三钱　甘菊二钱

引用霜桑叶三钱

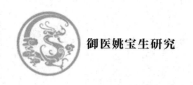

【医案 69】

光绪三十三年四月二十六日，姚宝生请得皇太后脉息左关稍弦、右寸关滑缓，脾胃湿热渐清。谨拟调中化湿之法调理。

西洋参一钱五分　云茯苓三钱　广砂仁八分（研）　盐黄柏一钱　泽泻八分　甘菊二钱

引用霜桑叶三钱

【按语】上述医案中加入西洋参以补气养阴；因湿热未解，继续以茯苓、黄连、泽泻、黄柏清热利湿；加入砂仁以醒脾和胃；以霜桑叶为引经药，引诸药入肝经以清肝热。

第六节　妇人烦疴，气血同调

姚宝生认为，脏腑功能失调和气血失和是妇人疾病发生的主要病机，主要涉及肝、脾、肾等脏腑，治疗时重视冲任，调气和血；调理脏腑以疏肝健脾补肾为大法，审证求因，辨证施治；在用药上重视补气补血、活血止血和活血调经，善用当归、白芍、川芎、香附、乌药 5 味药物，根据寒、湿、热等病因兼用清热、理气、散寒、温里等药物。

医案中调肝药物多用白芍、当归、川芎、香附、木香等；补脾多用白术、当归、砂仁、陈皮等；补肾多用怀牛膝、杜仲、制苁蓉、熟地、胡芦巴等药物。

【医案1】

光绪三十二年三月初二日,姚宝生看得二格格脉息左关沉弦、右寸关虚缓,两尺软弱无力,下焦虚寒,脾湿而弱。今用养阴理脾之法调治。

酒当归身四钱　川芎一钱五分　炙香附三钱　酒白芍三钱　杜仲炭二钱　怀牛膝二钱(炒)　煨木香一钱五分　泽泻一钱五分　云茯苓四钱　缩砂仁二钱(研)　白术一钱五分(炒)　炙甘草一钱

引用酒黄芩炭二钱

【按语】由此医案可见二格格脾肾亏虚兼下焦虚寒,治宜补脾益肾、补益气血、温经散寒行滞。姚宝生以四物汤化裁疏肝健脾、补血调血;增香附、木香以疏肝解郁、行气调经止痛;白术、砂仁合合用健脾行气化湿;杜仲、怀牛膝滋补肝肾;泽泻、茯苓合用,使湿从下焦而出;酒黄芩炭为引药,以清热止血。可见,上调肝、中健脾、下滋肾为姚宝生遣方用药的治则。

【医案2】

光绪三十二年三月初九日,姚宝生看得二格格脉息左关沉弦、右寸关缓滑,两尺虚弱,中气欠舒,阴分不足,下焦湿寒。今用养阴调中之法调治。

酒当归身四钱　川芎一钱五分　炙香附三钱　酒白芍三钱　杜仲炭三钱(盐炙)　怀牛膝三钱(炒)　木香一钱五分　木瓜三钱　云茯苓四钱　白术二钱　胡芦巴二钱(盐炙)　甘草一钱

引用萸连炭一钱五分

【按语】因中气欠舒、下焦湿寒,在上方的基础上加入木瓜。

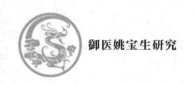

木瓜性温,味酸、涩,入肝经、脾经,具有和胃化湿的作用;胡芦巴性大温,味苦,入肾补名门之火,有温肾阳、逐寒湿的作用。

【医案3】

　　光绪三十二年三月初十日,姚宝生看得二格格脉息左关沉弦、右寸关缓滑,两尺虚弱,气道欠舒,阴分不弱,下焦湿寒。今用养阴祛寒理气之法调理。

　　酒当归身四钱　　川芎一钱五分　　炙香附三钱　　酒白芍四钱　　制苁蓉三钱　　牛膝三钱(炒)　　杜仲炭三钱(盐炙)　　云茯苓四钱　　白术二钱(土炒)　　祁艾叶三钱(炒)　　炙甘草一钱

　　引用木香一钱、盐黄柏炭三钱

【按语】本方重在祛寒理气,在上方基础上加制苁蓉补肾阳益精血;祁艾叶温经散寒;引经药盐黄柏炭引诸药入肾经,清热燥湿止血。

【医案4】

　　光绪三十二年三月十一日,姚宝生拟二格格养阴祛寒丸。

　　炙苁蓉六钱　　当归身六钱　　酒杭白芍四钱　　焦茅苍术四钱　　盐黄柏四钱　　九制熟地黄六钱　　木瓜六钱　　蕲艾叶六钱(炒)　　泽泻四钱　　杜仲炭八钱

　　共研为面,炼蜜兑益母膏四两为小丸,每服三钱,温开水送下

【按语】杜仲炭补肝肾,又偏于止血,配伍当归、白芍、熟地补血养血;肉苁蓉补肾阳、益精血;黄柏、苍术合用,清热燥湿;泽泻淡渗利湿,使湿热从下焦而解;益母草可活血祛瘀调经。益母膏与上述诸药合用,共奏补益肝肾、调经活血之功效。

第七节　治疗目疾,内外合治

慈禧太后因脏腑失调、内热炽盛,或肝经、肝胃郁热,或肺胃热蒸,或湿热上扰,常患眼目发眩之症。姚宝生等御医为之诊疗,先后使用汤剂、膏剂、洗方、敷药等多种剂型,方法灵活,手段多样。

一、外用洗目方

慈禧素有肝血不足、肝火亢盛之象,足厥阴肝经上连目系,出额部与督脉交于巅顶,肝经热盛于上,上攻于头面,故目不清爽,治以养肝血,以阴敛阳,清肝火,泻有余之火热。

【医案1】
　　光绪三十一年六月二十四日,张仲元、姚宝生为慈禧太后拟清热明目洗眼方。
　　甘菊三钱　霜桑叶三钱　金银花三钱　薄荷三分　黄连八分(研)　夏枯草三钱
　　水煎熏洗

【按语】此为疏散风热、清热明目之洗眼医方。桑叶味苦微寒,尤擅疏风热以明目;金银花清热解毒,息肝胆浮越风阳;薄荷疏风散热,治疗目赤肿痛。诸药合用,共奏清肝明目之功效。

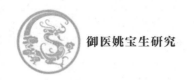

【医案2】

　　光绪三十二年三月二十一日,姚宝生为慈禧太后拟清目养阴洗眼方。

　　甘菊三钱　霜桑叶三钱　薄荷一钱　羚羊角一钱五分生地黄三钱　夏枯草三钱

　　共用水煎,先熏后洗

【按语】医案中以菊花、桑叶疏肝清热;羚羊角入厥阴肝经,可平"目暗障翳",用于肝火炽盛之目赤;生地黄滋阴,清肝肺之热。全方共奏滋阴清热明目之功效。

【医案3】

　　光绪三十一年十一月初九日,姚宝生为慈禧太后拟明目固齿法:海盐二斤,拣净,以百沸汤泡,将盐化开,滤取清汁,入银锅内熬干;研面,装磁盒内,每早用一钱擦牙,以水漱口;用左右手指互取口内盐津,洗两眼大小内眦,闭目良久,再用水洗面。谓之"能洞视千里,明目固齿,极为神妙"。

【按语】盐具有治疗齿龈出血、喉痛、牙痛、目翳的功效。《仁斋直指方》曰其"治目中浮翳遮睛。白盐生研少许,频点。小儿亦宜"。《永类钤方》记载其"明目,坚齿,去翳,大利老眼。取雪白盐花,每早揩牙漱水,以大指甲点水洗目,闭坐良久,乃洗面"。姚宝生明目固齿法用海盐洗双目并早晚擦牙以明目固齿。

【医案4】

　　四月十三日(年份不详),姚宝生嘱霜桑叶五钱,水煎,每日净面后洗目用。

【按语】慈禧太后目力减退,姚宝生治以桑叶水煎洗目方。桑叶祛风清热、凉血明目,《本草蒙筌》曰其"煮汤,洗眼,去风泪"。

二、外用敷药方

贴敷疗法是祖国传统医学中的独特疗法之一,将药物直接作用于患处,通过透皮吸收,使局部药物浓度明显高于其他部位,作用较为直接,直达病所,直接发挥药效,作用较强,具有内服或其他治疗方法所达不到的效果。慈禧多有头痛之症,姚宝生常用清利头目药物外敷头部,疗效显著。

【医案1】

光绪三十二年四月十二日,姚宝生为慈禧太后拟清利头目敷药:鲜丁香叶二钱、鲜八宝叶二钱、鲜薄荷叶一钱、大黄二钱、荸荠三个、黄土五钱、醋酌用,共研为泥,用神效活络丹一丸兑匀,敷上。

【按语】丁香叶祛风除湿,主治头痛;八宝叶活血化瘀;荸荠清热化痰消积。以上诸药祛风活络,用于头痛、头风之症。神效活络丹:胆星二钱、防风一钱五分、前胡一钱五分、羌活一钱五分、川芎一钱五分、全蝎一钱五分、橘红二钱(老树)、苍术一钱五分、川郁金一钱五分、白附子一钱五分、当归一钱五分、乌药一钱五分、香附一钱五分(炙)、茯神二钱、石菖蒲一钱五分、麻黄二钱、牛黄八分、川附子八分、钩藤三钱、白芷一钱五分、天麻一钱、麝香四分、冰片四分、苏合油一钱、僵蚕三钱(炒)、次生地黄三钱、杭白芍三钱(炒)、羚羊角二钱,共为细面,炼蜜为丸,每丸重一钱,蜡皮封固。本方从《圣济总录》所载"活络丹"化裁,具有疏肝活血、除湿化痰之用,列于风门;主治风湿诸痹、肩臂腰膝筋骨疼痛、口眼歪斜、半身不遂、行步艰难、筋脉拘挛等症。本丹重在

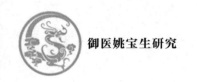

活络,络脉通则气血畅,风寒湿痹可除。活络即可活血,血行则风灭,因而本方用于麻木拘挛、疼痛等症亦有效。宫中御医常据此加减以治慈禧太后面风之证。

三、内服膏方

慈禧注重养生,姚宝生常用膏方调理,擅长用菊花制膏以延年益寿。

【医案1】

光绪三十一年十一月初四日,张仲元、姚宝生为慈禧太后拟菊花延龄膏:鲜菊花瓣用水熬透,去渣,再熬,浓汁稍兑炼蜜收膏。

【按语】此方仅鲜菊花瓣一味,其疏风、清热、明目之功效更强。菊花入肺、肝二经,加甘草为末,治"目赤头眩",加蝉蜕为末,治"病后生翳"。使用菊花治疗老年眼疾尤为适宜,并具有长寿之益。景焕所撰《牧竖闲谈》称:"真菊延龄,野菊泻人。"

四、内服汤剂

姚宝生使用汤剂治疗慈禧太后眼目发眩,亦从肝脾胃三脏论治,或清肝热、疏肝郁、潜肝阳,或清胃热、祛湿热、健脾气、理中焦,或不同治法合用,以达明目止眩之功效。

【医案1】

光绪三十四年正月初六日,庄守和、张仲元、姚宝生请得皇太后脉息左关稍弦,右关滑而近数,胃有滞热,中气欠舒,以致脊背发烧、膈间有痰、眼目发眩。今谨拟清胃调中之法调理。

溏栝楼三钱(研) 天花粉二钱(炒) 谷芽三钱 通草八分 一捻金一钱(后煎) 羚羊角五分 鲜芦根二支(切碎)

引用橙子半个(切碎)、鲜青果五个(研)

【医案2】

光绪三十四年正月初七日,庄守和、张仲元、姚宝生请得皇太后脉息左关稍弦,右关滑而近数,胃有滞热,中气欠舒。谨拟清胃调中之法调理。

溏栝楼三钱(研) 天花粉二钱 谷芽三钱(炒) 通草八分 一捻金八分(后煎) 羚羊角五分 鲜芦根二支(切碎) 灯心草一支

引用橙子半个(切碎)、鲜青果五个(研)

【医案3】

光绪三十四年正月初七日酉刻,庄守和、张仲元、姚宝生请得皇太后脉息左关弦而稍数,右关滑而近数,肝胃欠和,郁热未清,以致眼目发眩、膈间有痰、脊背发烧。谨拟平肝清胃之法调理。

酒黄芩一钱五分 栀子一钱五分(好) 溏栝楼三钱(研) 广陈皮一钱 通草八分 鸭梨半个(切碎) 鲜芦根二支(切碎)

引用灯心草一支、鲜青果五分(研)

【按语】上述医案主以治胃,佐以治肝。方中栝楼清热润肠;一捻金攻积导滞;天花粉、芦根清热生津;谷芽和胃健脾;橙子、鲜青果和胃生津;通草导热下行;羚羊角清热潜阳、平肝明目。

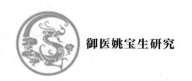

【医案4】

光绪三十四年正月初九日，庄守和、张仲元、姚宝生请得皇太后脉息左关稍弦，右关滑而稍数，肝胃郁热减轻，唯中气欠和，以致眼目发眩、肩臂酸沉、腹中隐隐作痛。今谨拟调中和胃之法调理。

栝楼二钱　广陈皮八分　通草八分　赤茯苓二钱　谷芽三钱(炒)　炙香附八分　甘草六分

引用鲜青果五个(研)

【医案5】

光绪三十四年正月初十日，庄守和、张仲元、姚宝生请得皇太后脉息左关稍弦，右关滑而稍数，肝胃郁热减轻，唯中气欠畅，以致眼目发眩、腹中时有作痛。今谨拟调和肝胃之法调理。

杭白芍一钱五分(炒)　炙香附八分　茯苓二钱　广陈皮八分　谷芽二钱(炒)　甘草六分

引用灯心草二支

【按语】 该医案肝、脾、胃三脏同治。方中香附疏肝和胃；芍药敛肝缓急止痛；茯苓健脾；陈皮理气；谷芽和胃；甘草培中健脾，调和诸药；灯心草导热下行。

【医案6】

光绪三十四年正月十一日，庄守和、张仲元、姚宝生请得皇太后脉息左关稍弦，右寸关滑而近数，肝胃郁热减轻，唯中气欠和、脊背觉热、眼目发眩。今谨拟清肝和中之法调理。

羚羊角六分　制香附一钱　茯苓二钱　毛橘红五分

引用霜桑叶二钱

【按语】该医案肝脾同治。方中羚羊角清热平肝；香附疏肝和胃；桑叶疏肝凉肝、清利头目；茯苓健脾；橘红理气健脾。

【医案7】

光绪三十四年正月十二日戌刻，庄守和、张仲元、姚宝生请得皇太后脉息左关稍弦，右关滑而近数，肝经有热，肺胃欠调，以致眼目发眩，有时鼻涕带血、脊背发热。今谨拟清热和中之法调理。

溏栝楼二钱（研） 酒黄芩一钱 羚羊角八分 毛橘红五分 槐花一钱 通草八分 甘草六分

引用灯心草一支、桑叶三钱

【医案8】

光绪三十四年正月十二日，庄守和、张仲元、姚宝生请得皇太后脉息左关稍弦，右关滑而近数，郁热渐轻，唯肝木欠和，以致眼目发眩、鼻涕带血，有时咳嗽、脊背发热。今谨拟清肝和中之法调理。

杭白芍一钱五分（炒） 羚羊角八分 毛橘红五分 茯苓二钱 桑叶三钱 通草八分

引用灯心草一支、竹叶八分

【医案9】

光绪三十四年正月十三日，庄守和、张仲元、姚宝生请得皇太后脉息左关稍弦，右关滑而近数，肝胃有热，气道欠舒，眼目发眩，脊背作热，有时咳嗽。今谨拟清热和中之法调理。

溏栝楼二钱（研） 酒黄芩一钱 羚羊角八分 毛橘红五分 栀子一钱（炒） 牡丹皮一钱 通草八分 甘草六分

引用灯心草一支、桑叶二钱

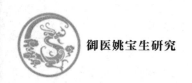

【按语】方中应用了大量苦寒药物,牡丹皮、栀子、黄芩、羚羊角、桑叶均可清肝热。

【医案10】

光绪三十四年正月十四日,庄守和、张仲元、姚宝生请得皇太后脉息左关稍弦,右关滑而稍数,肝胃郁热未清,中气欠畅,眼目发眩,脊背作热,左胁有时作痛。今谨拟清热和中之法调理。

溏栝楼三钱(研) 羚羊角八分 熟大黄炭一钱五分 焦麦芽一钱五分 焦山楂一钱五分 焦神曲一钱五分 牡丹皮一钱 茯苓二钱 鲜橙子一个(切碎)

引用灯心草一支、竹叶八分

【医案11】

光绪三十四年正月十六日,庄守和、张仲元、姚宝生请得皇太后脉息左关稍弦,右关滑而稍数,肝胃郁热未清,中焦气道欠畅,眼目发眩,脊背作热,稍有痰饮。今谨拟清热和中之法调理。

溏栝楼二钱(研) 羚羊角五分 熟大黄炭八分 焦麦芽一钱 焦山楂一钱 焦神曲一钱 牡丹皮六分 茯苓一钱 香桃一角(切碎)

引用灯心草一支、竹叶八分

【按语】医案中以羚羊角、熟大黄炭并用,清肝胃之热;焦三仙健胃消食化积。

【医案12】

光绪三十四年正月十七日,庄守和、张仲元、姚宝生请得皇太后脉息左关稍弦,右关滑而稍数,肝胃郁热未清,气道欠畅,眼目发眩,脊背作热,有时咳嗽。今谨拟清热和中之法调理。

　　栝楼三钱(研)　羚羊角七分　牡丹皮一钱　毛橘红一钱　焦麦芽一钱五分　焦山楂一钱五分　焦神曲一钱五分连翘一钱五分　桑叶二钱

　　引用灯心草一支、竹叶八分

【医案13】

　　光绪三十四年正月十七日酉刻，庄守和、张仲元、姚宝生请得皇太后脉息左关稍弦，右寸关滑而稍数，肝胃郁热未清，气道欠畅，眼目发眩，脊背作热，有时咳嗽。今谨拟清热和中之法调理。

　　栝楼三钱(研)　羚羊角七分　牡丹皮一钱　广陈皮一钱　谷芽三钱(炒)　连翘一钱五分　桑叶二钱

　　引用灯心草一支、竹叶八分

【医案14】

　　光绪三十四年正月十八日，庄守和、张仲元、姚宝生请得皇太后脉息左关稍弦，右寸关滑而稍数，肝胃郁热尚有未清，中气欠畅，眼目发眩，脊背作热，有时咳嗽。今谨拟清肝平胃之法调理。

　　羚羊角五分　炙厚朴五分　生白术六分　广陈皮一钱谷芽二钱(炒)　白蔻六分(研)

　　引用灯心草一支

【医案15】

　　光绪三十四年正月十九日，庄守和、姚宝生请得皇太后脉息左关稍弦，右寸关缓滑，肝胃郁热见好，唯脾元健运未畅，眼目发眩，脊背作热。今谨拟调中和胃之法调理。

　　茯苓一钱五分　生白术五分　党参五分　广陈皮五分白蔻四分(仁，研)　甘草五分

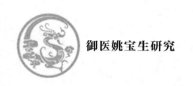

引用灯心草一支

本方加羚羊角五分

【按语】该医案治以异功散、白蔻仁健脾理气,灯心草清热,羚羊角凉新热、潜肝阳。

【医案16】

光绪三十四年正月二十六日,庄守和、张仲元、姚宝生请得皇太后脉息左关稍弦,右寸关滑而稍数,肝胃欠和,中气未畅,眼目发眩,脊背作热,有时胁下作痛。今谨拟清肝调中之法调理。

栝楼一钱五分(研)　广陈皮一钱　谷芽二钱(炒)　白蔻四分(研)　羚羊角六分　通草八分　霜桑叶一钱五分

引用鲜芦根二支(切碎)

【医案17】

光绪三十四年正月二十七日,庄守和、张仲元、姚宝生请得皇太后脉息左关稍弦,右关滑缓,肝胃欠和,健运未畅,眼目发眩,有时作呕,消化不快。今谨拟调中化湿之法调理。

茯苓一钱五分　生白术五分　广陈皮七分　广砂仁八分(研)　栝楼一钱五分(研)　通草八分

引用鲜芦根一支(切碎)、鲜青果五个(研)

【医案18】

光绪三十四年正月二十八日,庄守和、张仲元、姚宝生请得皇太后脉息左关稍弦,右关滑缓,肝胃欠和,健运未畅,眼目发眩,消化不快。今谨拟调中化湿之法调理。

茯苓一钱五分　生白术五分　广陈皮七分　广砂仁八分(研)　炙香附三分　通草八分

引用鲜芦根一支(切碎)、鲜青果五个(研)

【医案19】

光绪三十四年正月二十九日,庄守和、张仲元、姚宝生请得皇太后脉息左关稍弦,右关滑缓,肝胃气道欠和,健运未畅,眼目发眩,消化不快。今谨拟醒脾调中之法调理。

茯苓一钱五分　生白术五分　广陈皮七分　广砂仁八分(研)　炙香附五分　溏栝楼二钱(研)　通草八分

引用鲜芦根一支(切碎)、鲜青果五个(研)

【医案20】

光绪三十四年正月三十日,庄守和、张仲元、姚宝生请得皇太后脉息左关稍弦,右关滑缓,肝胃欠和,健运未畅,眼目发眩,消化不快。今谨拟醒脾调中之法调理。

茯苓一钱五分　生白术七分　广陈皮七分　广砂仁八分(研)　焦麦芽一钱　焦山楂一钱　焦神曲一钱　溏栝楼二钱(研)　通草八分

引用鲜藕五片

【按语】慈禧太后常见肝胃不和、消化不快之证,治宜醒脾调中。姚宝生以茯苓、白术、陈皮健脾化湿;砂仁行气醒脾和胃;香附行气疏肝;焦三仙健胃消食、行气化滞;通草泻肺利水,使热从下焦而出。

【医案21】

光绪三十四年二月初二日,庄守和、张仲元、姚宝生请得皇太后脉息左关稍弦,右关滑而近数,肝胃欠和,上焦稍有浮热,眼目发眩,气道未畅。今谨拟调中轻扬之法调理。

霜桑叶二钱　广橘红一钱　谷芽三钱(炒)　通草八分云茯苓一钱五分　青连翘一钱

引用鲜芦根二支(切碎)

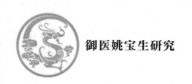

【医案 22】

光绪三十四年二月初三日,庄守和、张仲元、姚宝生请得皇太后脉息左关稍弦,右关滑而近数,肝胃欠和,上焦稍有浮热,眼目发眩,消化不快。今谨拟调中兼轻扬之法调理。

霜桑叶二钱　连翘一钱　广橘红一钱　通草八分　谷芽三钱(炒)　建曲一钱五分　牡丹皮一钱

引用鲜芦根二支(切碎)

【医案 23】

光绪三十四年二月初三日,慈禧太后:焦麦芽三钱、焦山楂三钱、焦神曲三钱、竹茹二钱、栝楼三钱(研),水煎温服。

【医案 24】

光绪三十四年二月初四日,庄守和、张仲元、姚宝生请得皇太后脉息左关稍弦,右关滑而近数,肝胃欠和,郁热未净,眼目发眩,消化不快。今谨拟清肝和中之法调理。

霜桑叶二钱　羚羊角五分　通草八分　牡丹皮一钱谷芽三钱(炒)　广陈皮一钱　广砂仁八分(研)　甘草五分

引用鲜芦根二支(切碎)

【医案 25】

光绪三十四年二月初四日,慈禧太后:焦麦芽三钱、焦山楂三钱、焦神曲三钱、连翘一钱、竹茹二钱、金银花二钱,水煎温服。

【医案 26】

光绪三十四年二月初五日,庄守和、张仲元、姚宝生请得皇太后脉息左关稍弦,右关滑而近数,肝胃欠和,健运未畅,眼目发眩,气道不舒。今谨拟和肝调中之法调理。

霜桑叶二钱　　通草八分　　牡丹皮一钱　　羚羊角五分
谷芽三钱（炒）　荷梗一尺　　甘草五分
　　引用鲜芦根二支（切碎）

【按语】医案中以桑叶、羚羊角、牡丹皮清肝热；谷芽、建曲健胃消滞宽中；通草饮热从下焦而出；荷梗清热，升发清阳，可止头目发眩，《滇南本草》曰其"上清头目之风热，止眩晕，清痰，泄气，止呕，头闷疼"。

【医案27】
　　光绪三十四年二月初七日，庄守和、张仲元、姚宝生请得皇太后脉息左关稍弦，右关滑而近数，肝胃欠和，稍有湿热，眼目发眩，有时咳嗽。今谨拟清肝调中之法调理。
　　霜桑叶三钱　　黑栀子一钱　　白茅根三钱　　通草八分
谷芽三钱（炒）　栝楼二钱（研）　生甘草五分
　　引用灯心草一支
　　本方减黑栀子，加羚羊角六分

【医案28】
　　光绪三十四年二月初八日，庄守和、张仲元、姚宝生请得皇太后脉息左关弦而稍数，右关滑而近数，肝胃有热，气道欠舒，眼目发眩，消化不快。今谨拟清肝调中之法调理。
　　霜桑叶三钱　　白茅根三钱　　羚羊角八分　　栝楼三钱（研）　谷芽三钱（炒）　通草一钱　　甘草五分
　　引用一捻金八分（后煎）

【医案29】
　　光绪三十四年二月初九日，庄守和、张仲元、姚宝生请得皇太后脉息左关弦而稍数，右关滑而近数，肝胃有热，气道欠舒，眼目发眩，消化不快。今谨拟清肝调中之法调理。

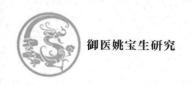

霜桑叶三钱　白茅根三钱　栝楼三钱(研)　羚羊角六分　谷芽三钱(炒)　通草一钱　甘草五分

引用灯心草一支

【医案30】

光绪三十四年二月初十日,庄守和、张仲元、姚宝生请得皇太后脉息左关稍弦,右关滑而稍数,肝胃欠和,稍有湿热,眼目发眩,有时鼻流清涕。今谨拟和中化湿之法调理。

霜桑叶三钱　通草一钱　栝楼三钱(研)　白茅根三钱谷芽三钱(炒)　白蒺藜一钱(炒,研)　甘草五分

引用灯心草一支

【医案31】

光绪三十四年二月十一日,庄守和、张仲元、姚宝生请得皇太后脉息左关稍弦,右关滑而稍数,肝胃欠和,上焦浮热,眼目发眩,有时鼻流清涕。今谨拟导热下行之法调理。

霜桑叶三钱　通草一钱　栝楼三钱(研)　白茅根三钱谷芽三钱(炒)　大黄炭五分　甘草五分

引用灯心草一支、竹叶八分

【医案32】

光绪三十四年二月十二日,张仲元、姚宝生请得皇太后脉息左关稍弦,右关滑而稍数,肝胃欠和,上焦浮热,眼目发眩,健运欠畅。今谨拟清肝调中之法调理。

霜桑叶三钱　通草一钱　栝楼三钱(研)　白茅根三钱谷芽三钱(炒)　连翘一钱　甘草五分

引用灯心草一支、竹叶八分

【医案33】

光绪三十四年二月十三日,张仲元、姚宝生请得皇太后脉息左关稍弦,右关滑而稍数,肝胃未和,尚有浮热,眼目发眩,健运欠畅。今谨拟清热调中饮调理。

栝楼三钱(研)　　连翘一钱　　通草一钱　　鲜芦根二支
(切碎)　　甘草五分
　　　引用灯心草一支

【医案34】
　　光绪三十四年二月十四日,张仲元、姚宝生请得皇太后
脉息左关稍弦,右关滑而稍数,肝胃未和,尚有浮热,眼目发
眩,健运欠畅。今谨拟清热和中之法调理。
　　　栝楼三钱(研)　　连翘一钱　　通草一钱　　鲜芦根二支
(切碎)　　霜桑叶二钱　　甘草五分
　　　引用灯心草一支

　　【按语】医案中桑叶清肝热;白茅根清伏热、利小便,与通草
合用,导热下行;连翘清上焦伏热;谷芽健胃消滞。

第二章　症状论治

第一节　咳嗽、气道不畅案

　　慈禧易患咳嗽、气道不畅之症,纵观其脉案,既有外感咳嗽,亦有内伤咳嗽。外感咳嗽为感受风寒、风热之邪,以感受风寒之邪居多;内伤咳嗽多为痰湿犯肺及肝火犯肺所致咳嗽,其病机多为情志抑郁,郁怒伤肝,化火犯肺,或肝经有热,循经上逆犯肺,导致肺失清肃,或脾虚湿蕴中焦,上犯于肺。

　　首先,对于慈禧太后的咳嗽、气道不畅之症,姚宝生先后应用清肺理气平肝法、清热化饮平肝法,清热化湿法、理脾和中法、理脾化痰法、益气理脾法、理脾和胃法、理脾和中化湿法等具体治法,方药以柴胡疏肝散、平胃散、参苓白术散、二陈汤等化裁。其用药亦有讲究,如以党参、山药益气健脾;白术健脾燥湿;薏苡仁、茯苓渗湿健脾;砂仁、扁豆化湿醒脾;陈皮、苏叶理气健脾;枇杷叶、杏仁化痰止咳。

其次,祛湿化痰是姚宝生治疗痰湿咳嗽的重要治法。湿多弥散,湿聚为水,水停成饮,饮凝成痰,水湿痰饮又常夹杂存在。姚宝生根据水湿痰饮之不同,灵活选用祛水湿、化痰饮之品,如薏苡仁、茯苓渗湿;白术燥湿;半夏、陈皮和中祛湿化痰;生姜温中化饮。

最后,姚宝生虽化痰止咳之品使用较少,但用药亦有讲究。款冬花、枇杷叶化痰以止咳;杏仁降气化痰以止咳;五味子收敛肺气以止咳;陈皮和半夏理肺降气、和中祛痰以止咳;青果、石斛养阴润肺以止咳;等等。

一、治外感咳嗽,善于寒温并用

姚宝生治疗外感咳嗽,善于寒温并用,解表兼能透散。外感风寒者,多以荆芥、防风、羌活、紫苏、藿香等辛温解表为主,辅以桑叶、菊花等辛凉透表之品;外感风热者,多以桑叶、菊花、金银花、连翘、薄荷等解表清热为主,辅以苏叶、防风等辛温疏散之品。解表之品寒温并用,既能佐制方药的寒温偏性,使整体性味趋于平和,又可防辛温助热或辛寒凉遏。姚氏临证还根据外感的轻重、兼证的不同、患者体质的差异,灵活选方用药。外感较轻者,方药味少量轻,或以代茶饮、成药调理;外感较重者,味多量大。

兼证方面,肺胃郁热者,佐以黄芩、竹叶、麦冬等清热养阴;饮湿内停者,佐以半夏、陈皮、茯苓、扁豆等祛湿化饮;内蓄湿热者,佐以泽泻、猪苓、瞿麦等清热祛湿;体质较弱者,先调理后天脾胃,扶正以助祛邪。

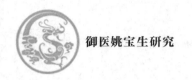

【医案1】

光绪三十三年十月十七日酉刻,张仲元、姚宝生请得慈禧太后脉息左关浮弦而数,右寸关滑数,胃蓄饮热,外感风寒,以致恶寒发热、头痛口干、身肢酸痛,有时呕吐痰饮。今用清解化饮之法调理。

防风一钱五分　荆芥一钱五分　薄荷八分　桑叶一钱五分　桑白皮一钱五分　牛蒡子二钱(炒,研)　橘红一钱(老树)　炙厚朴一钱五分　槟榔二钱(炒)　酒黄芩三钱　甘菊二钱　竹茹二钱　甘草一钱

引用蔓荆子一钱(研)

【医案2】

光绪三十三年十月十八日,庄守和、张仲元、姚宝生请得慈禧太后脉息左关浮弦而数,右寸关滑数,肺胃蓄饮热,外感风寒,以致恶寒发热、头疼身痛、咳嗽胸闷、咳痰作呕。今用解表清肺化饮之法调理。

防风三钱　荆芥二钱　苏叶一钱　苏子一钱　前胡三钱　杏仁三钱(研)　橘红一钱五分(老树)　酒黄芩三钱　枳壳二钱(炒)　川贝母三钱(研)　建曲三钱　桑叶二钱　桑白皮二钱　竹茹二钱

引用薄荷一钱

【按语】医案中荆芥、防风、苏叶辛温解表,桑叶清凉解表,寒温并用,疏风清热散寒,表证得解。方中加入前胡、杏仁、橘红、川贝母、竹茹清肃肺气,化痰止咳,黄芩清肺经之热。

二、治内伤咳嗽,重清肝理气

姚宝生治疗内伤咳嗽,重视脏腑间的生克制化关系,如清肝热,肺火自降;疏泄肝气,肺气肃降。从相关医案中可以看出姚宝生治疗咳嗽多采用清肺理气平肝之法。

【医案1】

光绪三十年二月初三日,姚宝生看得四格格脉息右寸关滑数、左关弦而近数,肺胃郁热,气道不舒,肝木郁而化火,以致胸膈不爽、呛嗽无痰、不能安卧。今用清肺理气平肝之法调治。

枇杷叶三钱　款冬花三钱　桑白皮三钱　桑叶三钱 川贝母二钱　杏仁泥三钱　麦冬三钱　溏栝楼三钱　陈皮 一钱五分　栀子仁二钱(炒)　炙香附二钱　云茯神四钱 生甘草一钱

引用鲜芦根二支(切碎)

【医案2】

光绪三十年二月初四日,姚宝生看得四格格脉息右寸关滑而稍数、左关弦而近数,肺胃郁热见好,唯膈间气道尚不舒畅,肝热未退,咳嗽虽轻但仍不时作呛,夜卧稍安。今用清肺理气和肝之法调治。

炙枇杷叶三钱　款冬花三钱　炙桑白皮二钱　川贝母 二钱　杏仁泥三钱　麦冬三钱　溏栝楼二钱　陈皮一钱五 分　生杭白芍三钱　炙香附二钱　云茯神四钱　生甘草 一钱

引用鲜芦根二支(切碎)

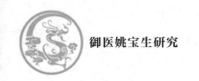

【按语】姚宝生认为四格格为肝胃郁热、木火邢金所致肺气上逆作咳。治宜调理肝经，使木气调达、升降有序，降木火，金减刑，诸症自去。方中桑叶、香附清肝疏肝理气；川贝母、杏仁清热化痰；枇杷叶清肺气、降胃火，与款冬花合用，可清热化痰、止咳平喘；茯神宁心安神。

三、肺胃饮热所致咳嗽，治宜清热化饮、调和肝脾

慈禧医案多见肺胃有热，变生咳嗽、眩晕等症。对于肺胃有热所致咳嗽，姚宝生在治疗上以清肝热、清肺化痰为主，同时注重调和气机，重视整体治疗。肝升肺降、脾升胃降为体内升降之序。姚宝生善用桑叶、甘菊、地黄、羚羊角等清肝、平肝之品。对于肺热饮热者，选用黄芩、知母、牛蒡子清肺热；杏仁、川贝母、橘红、栝楼、竹茹等清热化痰；苏子与厚朴合用，燥湿化痰；辅以降肺胃气之竹茹、理脾行气宽中之枳壳，调畅气机。

【医案1】

光绪三十一年二月初七日，姚宝生请得慈禧太后脉息左关弦而稍数、右寸关滑而近数，风热渐解，唯肺胃稍蓄滞热、气道不畅，有时咳嗽痰饮。今用清热调胃化饮之法调理。

霜桑叶三钱　甘菊三钱　酒黄芩二钱　橘红一钱五分（老树）　枳壳一钱五分（炒）　牛蒡子三钱（研）　藿梗一钱　炙香附二钱　知母二钱　槟榔炭一钱五分　甘草一钱

引用鲜芦根二支（切碎）

本方加紫苏梗、苏叶各五分，荆芥一钱

【医案2】

光绪三十一年二月初八日，姚宝生请得慈禧太后脉息左关弦而稍数、右寸关滑而近数，风热已解，唯肺胃饮热未清，气道稍有不畅。今用清热化饮之法调治。

霜桑叶三钱　甘菊三钱　酒黄芩二钱　知母二钱　枳壳一钱五分(炒)　橘红一钱五分(老树)　建曲二钱(炒)　藿梗八分　牛蒡子二钱(研)　紫苏梗八分　苏叶八分　槟榔炭一钱五分　甘草一钱

引用鲜芦根二支(切碎)

【医案3】

光绪三十一年二月初九日,姚宝生请得慈禧太后脉息左关弦而稍数,右寸关滑而近数,外感已解,唯肝脾余热未清、咳嗽痰饮。今用清热化饮之法调理。

霜桑叶三钱　甘菊三钱　牛蒡子二钱(研)　知母一钱五分　建曲二钱(炒)　广陈皮一钱五分　枳壳一钱五分(炒)　羚羊角五分　酒黄芩一钱五分　紫苏梗八分　槟榔炭一钱五分　甘草一钱

引用鲜芦根二支(切碎)

【按语】医案中桑叶、甘菊透散内热,凉肝疏肝;羚羊角潜肝阳、清痰热;枳壳和降胃气;黄芩、知母清上焦湿热;橘红理气化痰;紫苏梗理气和胃;苏叶解表。

【医案4】

九月初二日(年份不详),姚宝生请得慈禧太后脉息左关弦数、右寸关滑数有力,肝经有火,肺胃饮热,上蒸气道,稍欠舒畅。今用养阴宣郁、引热下行之法调理。

细生地黄三钱　甘菊二钱　羚羊角一钱五分　泽泻二钱　云茯苓四钱　广陈皮一钱五分　酒黄芩二钱　川贝母二钱(研)　焦枳壳二钱　谷芽三钱(炒)　朱麦冬三钱　甘草一钱

引用知母二钱(酒炒)

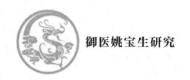

【医案5】

九月初三日(年份不详),照原方。

【医案6】

九月初四日(年份不详),照原方。

【医案7】

九月初五日(年份不详),照原方,加酒黄芩一钱、竹茹三钱。

【医案8】

九月十四日(年份不详),防风三钱、白芷三钱,引用鸡子两枚。

【医案9】

九月十七日(年份不详),防风一两、白芷一两,引用鸡子十枚。

【医案10】

光绪三十三年正月二十一日,庄守和、张仲元、姚宝生请得皇太后脉息左关稍弦,右寸关滑而稍数,肺胃郁热未清,气道欠畅。今谨拟清热宣郁之法调理。

溏栝楼二钱(研)　橘红八分　霜桑叶二钱　竹茹一钱苦桔梗一钱　焦麦芽一钱五分　焦山楂一钱五分　焦神曲一钱五分　甘草六分

引用鲜芦根二支(切碎)

【医案11】

光绪三十三年正月二十二日,庄守和、张仲元、姚宝生请得皇太后脉息左关稍弦,右寸关滑而稍数,肺胃郁热未清,气道欠畅。今谨拟宣通郁热之法调理。

霜桑叶二钱　甘菊一钱五分　密蒙花一钱五分　牡丹皮一钱　枳壳一钱(炒)　橘红八分(老树)　前胡八分　甘草六分

引用鲜芦根二支(切碎)、鲜青果四个(研)。

【医案12】

光绪三十三年正月二十三日,庄守和、张仲元、姚宝生请得皇太后脉息左关稍弦,右寸关滑而稍数,肺胃饮热熏蒸,气道欠畅。今谨拟清热化饮之法调理。

霜桑叶二钱　密蒙花一钱五分　甘菊一钱五分　煅石决明二钱　橘红八分(老树)　牡丹皮一钱　茯苓三钱　甘草六分

引用鲜芦根二支(切碎)、鲜青果五个(研)

【按语】医案中霜桑叶、羚羊角、甘菊清肝热。医案10以栝楼、竹茹、桔梗、橘红清肺热化痰。医案11加枳壳、前胡降气化痰。医案12加密蒙花清热利湿,加石决明清肝肺之热。

四、肺胃气道欠和,治宜清肺调中化湿

【医案1】

光绪三十三年三月十二日,庄守和、姚宝生请得皇太后脉息左关稍弦,右寸关滑缓,肺胃、气道欠和。今谨拟清肺调中之法调理。

党参二钱　洋参一钱五分　麦冬三钱　生地黄二钱　甘菊二钱　苦桔梗二钱　谷芽三钱(炒)　甘草六分

引用溏栝楼二钱(研)

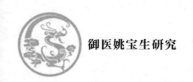

【医案2】

光绪三十三年三月十三日,庄守和、姚宝生请得皇太后脉息左关稍弦,右寸关滑缓,肺胃、气道欠和。今谨拟清肺调中之法调理。

党参二钱　洋参一钱五分　麦冬三钱　生地黄三钱
甘菊二钱　苦桔梗二钱　谷芽三钱(炒)　枳壳一钱(炒)

引用溏栝楼二钱(研)

【医案3】

光绪三十三年三月十四日,庄守和、姚宝生请得皇太后脉息左关稍弦,右寸关滑缓,肺胃、气道欠和。今谨拟清肺调中之法调理。

人参五分　党参二钱　麦冬三钱　生地黄三钱　甘菊二钱　苦桔梗二钱　谷芽三钱(炒)　生甘草六分

引用溏栝楼二钱(研)

【医案4】

光绪三十三年三月十六日,庄守和、姚宝生请得皇太后脉息左关稍弦,右寸关滑缓,气道欠畅,肺胃尚有湿热。今谨拟调中化湿之法调理。

洋参一钱五分　麦冬三钱　生地黄三钱　甘菊二钱
苦桔梗二钱　栝楼三钱(研)　枳壳一钱　橘红八分(老树)

引用谷芽三钱(炒)

【医案5】

光绪三十三年三月十七日,庄守和、姚宝生请得皇太后脉息左关稍弦,右寸关滑缓,气道欠畅,肺胃郁热未清。今谨拟调中化湿之法调理。

洋参二钱　麦冬二钱　生地黄三钱　甘菊二钱　苦桔梗二钱　栝楼五钱(研)　枳壳一钱　谷芽三钱(炒)

引用佛手柑八分

【医案6】

光绪三十三年三月二十七日,庄守和、姚宝生请得皇太后脉息左关稍弦,右寸关滑缓,肺胃饮热未清。谨拟清肺调中之法调理。

甘菊二钱　桑叶三钱　苦桔梗二钱　麦冬三钱　牡丹皮一钱五分　天花粉二钱　焦三仙各二钱　生甘草八分

引用鲜青果十个(研)

【医案7】

光绪三十三年四月初二日,庄守和、姚宝生请得皇太后脉息左关稍弦,右寸关滑而稍数,肺胃郁热,中气欠舒。谨拟清肺调中之法调理。

霜桑叶三钱　甘菊二钱　苦桔梗二钱　条芩一钱五分(酒炒)　广橘红一钱　谷芽三钱(炒)　天花粉二钱　甘草八分

引用鲜青果七个(研)

【医案8】

光绪三十三年四月初三日,庄守和、姚宝生请得皇太后脉息左关稍弦,右寸关滑而稍数,肺胃郁热,气道欠舒。今谨拟清肺调中之法调理。

霜桑叶三钱　甘菊二钱　苦桔梗二钱　广橘红一钱　合欢皮三钱　炙香附一钱五分　牡丹皮一钱　砂仁八分(研)

引用鲜青果十个(研)

【医案9】

光绪三十三年十月十九日,庄守和、张仲元、姚宝生请得

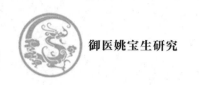

慈禧太后脉息左关弦数,浮象渐减,右寸关滑数,表感渐解,唯肺胃气道未舒、饮热尚盛,以致时作咳嗽,顿引胸胁作痛,口干而渴,时或作呕。今用清热化饮兼佐和解之法调理。

栝楼仁二钱(研)　川贝母三钱(研)　桑白皮二钱　桑叶二钱　知母三钱　酒黄芩三钱　牛蒡子二钱(炒,研)　薄荷八分　葛根二钱　橘红一钱五分(老树)　郁金二钱(研)　建曲三钱　前胡二钱

引用竹茹二钱

【按语】医案中栝楼、川贝母、橘红清热化痰;黄芩、知母、牛蒡子清上焦肺热;桑叶清肝热、疏肝气,使气机调达;薄荷辛凉,疏肝理气;建曲消食和中、调理中焦;郁金行气化瘀、调畅气机,缓解胸胁疼痛;葛根透表之功效,助表证得解。全方共奏清热疏调之功效。

【医案10】

光绪三十三年十月二十日,庄守和、张仲元、姚宝生请得慈禧太后脉息左关弦数稍浮,右寸关滑数,表感未净,肝肺气道仍滞、饮热尚盛,以致时作咳嗽,顿引筋脉作痛,头晕微疼,身肢酸倦。今用清解调中化饮之法调理。

紫苏梗一钱五分　紫苏叶一钱五分　葛根二钱　杏仁三钱(炒,研)　前胡二钱　枳壳一钱五分(炒)　苦桔梗三钱　酒黄芩三钱　陈皮一钱五分　酒知母三钱　青皮一钱(炒)　细生地黄三钱　甘草八钱

引用竹茹二钱

【按语】本案因慈禧太后表邪未净,肝肺气道仍滞,故治以解表为主,兼清热行气化滞。方中紫苏叶与紫苏梗同用,可清肺气、宽中气。紫苏叶偏于宣散,具有发表散寒之功效,与葛根同用共助发汗调表。桔梗与枳壳同用,行肺气宽中。医案中杏仁、前胡、陈皮清热燥湿、降气化痰;黄芩、知母、生地黄清热;青皮疏肝行气、散结化痰,常用于疗筋脉之痛。朱震亨曰:"青皮乃肝、胆二经气分药,故人多怒,有滞气,胁下有郁积或小腹疝疼,用之以疏通二经,行其气也。"

【医案11】

光绪三十三年十月二十一日,张仲元、姚宝生请得慈禧太后脉息左关弦数,右寸关滑数,表感已解,唯肝肺气道尚滞、饮热尚盛,以致时作咳嗽、咽干口渴、身肢酸倦。今用养阴清热理气之法调理。

细生地黄四钱　玄参三钱　溏栝楼三钱(研)　知母三钱　枳壳一钱五分(炒)　前胡二钱　酒黄芩三钱　橘红一钱五分(老树)　杏仁三钱(炒,研)　苦桔梗三钱　桑白皮二钱　桑叶二钱　羚羊角一钱五分

引用川贝母二钱(研)

【按语】因表证已解,故去苏叶及葛根。辛温解表药及清热药易伤阴,故本方重用生地黄清肺肝之热、养阴生津;玄参入肺、肾、胃三经,强阴益精,此药为枢机之剂,领诸气上下,肃清而不致浊,与生地黄同用益气生津;羚羊角益气养阴、清肝热。三药合用,共奏养阴清热之功效。桑白皮性寒,清泻肺火,平喘。

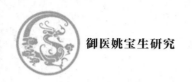

【医案 12】

光绪三十三年十月二十二日,张仲元、姚宝生请得慈禧太后脉息左关弦数,右寸关滑数,表感已解,唯肝肺气道尚滞、饮热未清,以致时作咳嗽、咽干口渴,有时尚觉酸倦。今用养阴清热之法调理。

细生地黄三钱 玄参四钱 溏栝楼三钱(研) 知母三钱 酒黄芩二钱 羚羊角一钱 桑白皮一钱五分 桑叶一钱五分 前胡一钱五分 枳壳一钱五分(炒) 橘红一钱五分(老树) 苦桔梗二钱 甘草一钱

引用川贝母二钱(研)

【按语】经治疗后,饮热较前减轻,故较前方去杏仁;饮热未完全清解,继续以清热养阴理气之法调理。

【医案 13】

光绪三十三年十月二十三日,张仲元、姚宝生请得慈禧太后脉息左关弦数,右寸关滑数,精神清爽,夜寐安适,唯肺胃饮热未清、肝热尚盛,有时咳嗽,顿引筋脉微疼。今用清热化饮调气之法调理。

细生地黄三钱 玄参三钱 溏栝楼 橘红一钱五分(老树) 杏仁泥三钱 知母五钱 酒黄芩二钱 白前二钱 莱菔子二钱(炒,研) 川贝母二钱(研) 枳壳一钱五分(炒) 甘草一钱

引用羚羊角八分

【按语】与医案 12 相比,增白前、莱菔子以泻肺降气,下痰止嗽。

【医案 14】

　　光绪三十三年十月二十五日,张仲元、姚宝生请得慈禧太后脉息左关沉弦,右寸关滑而近缓,饮食渐香,唯肺胃饮热未清、痰饮、身肢觉倦。今用和中化饮之法调理。

　　洋参一钱五分　茯神四钱　当归身二钱　细生地黄二钱　川贝母二钱(研)　紫菀三钱(炙)　桑叶二钱　神曲二钱

【医案 15】

　　光绪三十三年十月二十六日,张仲元、姚宝生请得慈禧太后脉息左关沉弦,右寸关滑而近数,精神清爽,谷食渐香,唯肺胃饮热未清、咳嗽痰饮,有时身肢觉倦。今用养阴清热化饮之法调理。

　　细生地黄三钱　知母一钱五分　川贝母二钱(研)　白前二钱　茯神三钱　前胡一钱五分　橘红一钱五分(老树)　紫菀三钱(炙)　桑叶三钱　沙参三钱　神曲三钱(炒)　甘草八分

　　引用佛手柑六分

　　【按语】在治疗慈禧太后肺胃饮热后期,姚宝生多采用养阴清热化饮之法调理。医案中沙参与生地黄益气养阴;桑叶疏肝经之热;川贝母、知母清肺化痰,润肺止咳;紫菀润肺下气、消痰止咳。

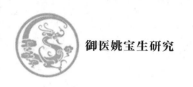

五、肝胃气道不和,治宜调中和肝

【医案1】

光绪三十三年四月初五日,庄守和、姚宝生请得慈禧太后脉息左关稍弦,右寸关缓滑,肝经气道欠畅。谨拟调中和肝之法调理。

党参二钱　生白术一钱　云茯苓三钱　广陈皮一钱
炙香附一钱五分　甘菊二钱　霜桑叶三钱　甘草八分
　引用合欢皮一钱

【医案2】

光绪三十三年四月初六日,庄守和、姚宝生请得慈禧太后脉息左关稍弦,右寸关缓滑,肝胃气道欠舒。谨拟调中和肝之法调理。

党参二钱　生白术一钱　云茯苓三钱　广陈皮一钱
炙香附一钱五分　霜桑叶三钱　天花粉二钱　甘草八分
　引用合欢皮一钱

【医案3】

光绪三十三年四月初七日,庄守和、姚宝生请得慈禧太后脉息左关稍弦,右寸关缓滑,肝胃气道欠舒。谨拟调中和肝之法调理。

人参六分　生白术一钱　云茯苓三钱　广陈皮一钱
生地黄二钱　炙香附一钱五分　霜桑叶三钱　甘草八分
　引用合欢皮一钱

【医案4】

光绪三十三年四月初八日,庄守和、姚宝生请得慈禧太后脉息左关稍弦,右寸关缓滑,肝胃气道欠和。谨拟调胃和肝之法调理。

人参六分　生白术一钱　云茯苓三钱　广陈皮一钱
炙香附一钱五分　霜桑叶三钱　砂仁八分（研）　甘草八分
　　引用合欢皮一钱

【医案5】

光绪三十三年四月初九日，庄守和、姚宝生请得慈禧太后脉息左关稍弦，右寸关缓滑，肝胃气道尚有未舒。谨拟调胃和肝之法调理。

人参六分　生白术一钱　云茯苓三钱　广陈皮一钱
炙香附一钱五分　霜桑叶三钱　砂仁八分（研）　谷芽三钱
（炒）

引用合欢皮一钱

【医案6】

光绪三十三年四月十一日，庄守和、姚宝生请得慈禧太后脉息左关稍弦，右寸关缓滑，肝胃气道欠舒。谨拟调胃和肝之法调理。

人参八分　生白术一钱　云茯苓三钱　广陈皮一钱
黄连五分（研）　煨木香四分　生杭白芍一钱五分　谷芽三钱（炒）

引用焦槟榔一钱五分

【按语】光绪三十三年（1907年），慈禧太后身体较前好转，此时多以疏肝理气、调理脾胃为主。上述医案均以异功散加减。异功散具有益气补中、健脾理气之功效。医案1、医案2和医案3加霜桑叶、香附以疏肝理气；医案4加砂仁以醒脾和胃；医案5和医案6加谷芽以消食和中。医案中以合欢皮为引经药，引诸药入肝经，可疏肝解郁、宁心安神。

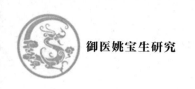
第二节 眩晕、头目不清案

"头为诸阳之会","惟厥阴肝经,能上达巅顶"。肝经有热,可夹风、火、痰、湿上犯清窍而至眩晕。姚宝生认为,眩晕多与肝、脾有关。慈禧素有肝胃郁热、肺胃饮热之证,痰热上扰清窍,发为眩晕,治宜清热祛湿化饮,常用二陈汤、平胃散加减以燥湿化痰,辅以桑叶、菊花、生地黄、香附等清肝之品。肝体阴用阳,姚宝生临证注意肝血虚或肝肾阴虚特点,选取生地黄、白芍滋肝血,养肝阴。肝病易犯脾,肝木克伐脾土,脾失健运,酿湿生痰,肝风引动伏痰,风痰上扰清窍,症见眩晕。见肝之病,知肝传脾,当先实脾,首先应扶助中焦,健运脾气,以强后天之本。姚宝生常以茯苓、白术、陈皮健脾化湿,以砂仁醒脾和胃调中。对于肝胃有热夹暑湿所致眩晕,姚宝生治以清暑利湿、宣泄三焦之法。

一、肺胃饮热所致眩晕,治宜清热祛湿化饮

【医案1】

光绪三十年二月十一日申刻,姚宝生请得老佛爷脉息右寸关滑而近数、左关弦数,肝经有热,肺胃饮热熏蒸,以致时作头晕、上腭发干、喉中时觉不清。今议用清热化饮之法调治。

酒黄芩二钱　川贝二钱（研）　霜桑叶三钱　甘菊二钱
青竹茹二钱　橘红一钱老树　枳壳二钱（炒）　炙厚朴一钱
五分　次生地黄三钱　羚羊角一钱五分　泽泻一钱五分
甘草八分

引用焦三仙各二钱

【医案2】

光绪三十年二月十二日，姚宝生请得老佛爷脉息右寸
关滑而近数、左关弦数，肝经有热，肺胃饮热稍清，头晕见
好，唯喉中尚不清爽。今仍用清热化饮平肝之法调理。

酒黄芩二钱　川贝二钱（研）　菊花二钱　竹茹二钱
霜桑叶三钱　橘红一钱老树　枳壳二钱（炒）　茯苓三钱
次生地黄三钱　羚羊角一钱　泽泻一钱五分　生甘草八分

引用焦三仙各二钱

【医案3】

光绪三十年二月十三日，姚宝生请得老佛爷脉息右寸
关滑而近数、左关稍数，眩晕见好，唯肝热未清、肺胃饮热不
净。今用清热平肝之法调理。

酒黄芩二钱　川贝二钱（研）　菊花二钱　竹茹二钱
霜桑叶三钱　橘红一钱老树　枳壳二钱（炒）　茯苓三钱
生杭白芍三钱　羚羊角一钱　泽泻一钱五分　生甘草八分

引用炒建曲三钱

【医案4】

光绪三十年二月十四日，姚宝生请得老佛爷脉息右寸
关滑而近数、左关稍数，眩晕见好，唯肺胃饮热未净、肝热未
平。今仍用清热化饮平肝之法调治。

酒黄芩二钱　川贝二钱（研）　菊花二钱　竹茹二钱
霜桑叶三钱　橘红一钱老树　枳壳二钱（炒）　茯苓三钱

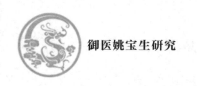
生杭白芍三钱　羚羊角一钱　泽泻一钱五分　生甘草八分
　　引用炒建曲三钱

【按语】慈禧太后因肝经有热、肺胃饮热熏蒸而出现头晕，治宜清肝肺之热、化湿行气。医案中以黄芩、川贝、竹茹清肺热；以菊花、霜桑叶、羚羊角清肝热；以橘红、枳壳宽胸理气；以泽泻、茯苓化湿；加入焦三仙以消食导滞、健脾理气。

【医案5】
　　光绪三十年三月初二日戌刻，姚宝生请得慈禧太后脉息右寸关滑数、左关稍数，肝肺有热，湿饮上蒸，以致头晕微疼、目不清爽。今用清热化湿之法调理。
　　酒黄芩三钱　浙贝母二钱（研）　霜桑叶三钱　薄荷八分　菊花三钱　枳实一钱五分（炒）　炙厚朴二钱　橘红一钱（老树）　生地黄四钱　泽泻一钱五分　建曲三钱（炒）生甘草八分
　　引用竹叶八分

【医案6】
　　光绪三十一年正月十九日，张仲元、姚宝生请得慈禧太后脉息左关弦而近数，右寸关滑数，肝胃蓄有饮热，以致头目眩晕、胸膈不畅、微觉恶心、手心发干、身肢倦怠。今用调中清热化饮之法调治。
　　云茯苓四钱　炙厚朴一钱五分　槟榔炭二钱　陈皮二钱　姜半夏一钱五分　姜黄连一钱五分（研）　酒黄芩二钱枳实一钱五分（炒）　炙香附二钱　建曲二钱（炒）　茅苍术一钱五分（炒）　甘草八分
　　引用泽泻一钱五分

【医案7】

　　光绪三十一年正月十九日,张仲元、姚宝生请得慈禧太后脉息左关弦而近数,右寸关滑而稍数,肝胃气滞,饮热未清,头晕微疼,手心发干。今用和中清热化饮之法调治。

　　云茯苓三钱　炙厚朴一钱五分　茅苍术一钱(炒)　陈皮一钱五分　姜半夏一钱五分　姜黄连一钱炭　酒黄芩二钱　泽泻一钱五分　槟榔炭二钱　炙香附一钱五分　建曲二钱(炒)　甘草八分

　　引用鲜芦根一支(切碎)

【医案8】

　　光绪三十一年正月二十二日,张仲元、姚宝生请得慈禧太后脉息左关弦而近数,右寸关滑而稍数,肺胃气道欠调,饮热未清,有时头晕、手心发干。今用清热化饮之法调治。

　　酒黄芩二钱　甘菊二钱　霜桑叶三钱　酒黄连一钱(研)　云茯苓三钱　广陈皮一钱五分　槟榔炭二钱　建曲二钱(炒)　姜半夏一钱　泽泻一钱五分　炙香附二钱　甘草八分

　　引用鲜芦根一支(切碎)

【医案9】

　　光绪三十一年十一月初二日巳刻,姚宝生请得慈禧太后脉息左关弦数、右寸关洪大而滑,肝经有火,肺胃蓄有饮热,气道欠舒,目皮眩涩,胸膈有时不畅。今用清热化湿之法调理。

　　云茯苓四钱　广陈皮一钱五分　炙厚朴一钱五分　酒黄连一钱五分(研)　焦茅苍术一钱五分　谷芽三钱(炒)　密蒙花三钱　泽泻二钱　甘菊三钱　生地黄三钱　建曲三钱　甘草一钱

　　引用霜桑叶三钱

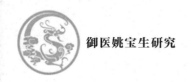

【医案10】

光绪三十一年十一月初三日,张仲元、姚宝生请得慈禧太后脉息左关弦数,右寸关洪大而数,肝经有火,肺胃蓄有饮热,气道欠舒,目皮眩涩,胸膈有时不畅。今用清热化湿之法调理。

云茯苓四钱　炙厚朴一钱五分　焦茅苍术一钱五分（土炒）　广陈皮一钱五分　焦槟榔二钱　姜黄连一钱五分（研）　密蒙花三钱　泽泻二钱　甘菊三钱　生地黄三钱　霜桑叶三钱　甘草一钱

引用灯心草一支

【按语】上述医案大多由二陈汤、平胃散化裁。二陈汤出自《太平惠民和剂局方》,功效为燥湿化痰、理气和中。平胃散出自《简要济众方》。姚宝生在平胃散的基础上加桑叶、菊花、生地黄清肝热;重用云茯苓健脾化湿;厚朴燥湿消痰、下气除满,与苍术、陈皮同用可健脾化湿,行气和胃。

【医案11】

光绪三十三年十月十六日,姚宝生请得老佛爷脉息右寸关滑数有力、左关弦数,肝经有火,肺胃蓄有饮热,中气不和,以致呕吐痰饮、有时作晕。今用清热兼化饮滞之法调理。

酒黄芩二钱　槟榔二钱五分（炒）　炙厚朴一钱五分　建曲三钱（炒）　橘红一钱五分（老树）　枳壳二钱（炒）　竹茹三钱　焦山楂三钱　羚羊角一钱　甘菊二钱　炙香附二钱　生甘草一钱

引用霜桑叶三钱

【按语】医案中以黄芩、竹茹清肺热；以槟榔、厚朴、建曲和山楂行气燥湿，消食化滞；以橘红、枳壳理气化痰；以羚羊角、甘菊及霜桑叶清肝热。

二、肝脾不和所致眩晕，治宜清肝理气调中

【医案 1】

光绪三十二年四月初七日，张仲元、姚宝生请得慈禧太后脉息左关弦数，右寸关滑数，肝阴有热，中气不舒，以致谷食欠香、头目眩晕。今用清肝理脾之法调理。

细生地黄三钱　杭白芍三钱　酒黄连炭一钱　橘红一钱（老树）　生白术二钱　云茯苓四钱　莱菔子炭一钱五分（研）　泽泻二钱　神曲二钱（炒）　桑叶三钱　焦枳壳一钱　甘草一钱

引用灯心草一支

【医案 2】

光绪三十二年四月初八日，张仲元、姚宝生请得慈禧太后脉息左关弦数，右寸关滑数，肝阴有热，中气欠舒，以致谷食欠香、头晕目眩。今用清肝、化饮热之法调理。

生杭白芍三钱　桑叶三钱　羚羊角六分　橘红一钱五分（老树）　姜黄连一钱五分（研）　云茯苓四钱　泽泻二钱　神曲三钱（炒）　焦槟榔三钱　蒌仁二钱（研）　甘草一钱

引用藿梗六分

【按语】医案 1 中生地黄、白芍养阴柔肝；桑叶清肝热；神曲健脾和胃、消食调中；枳壳行气宽中；黄连清热燥湿，酒制黄连助药上行，清上焦之热。医案 2 去生地黄，加入羚羊角以增清肝热

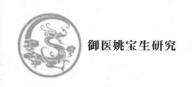

之功效,加入槟榔可健脾行气调中。

三、肝胃郁热所致头目不清,治宜宣郁清热

【医案1】

光绪三十三年二月二十日,庄守和、张仲元、姚宝生请得皇太后脉息左关稍弦,右寸关缓滑,肝脾郁热,头目不清。今谨拟宣郁清热之法调理。

生杭白芍二钱　牡丹皮一钱五分　甘菊三钱　天花粉二钱　生枳壳一钱　麦冬三钱　甘草六分

引用鲜芦根二支(切碎)、鲜青果五个(研)

本方加霜桑叶二钱

【医案2】

光绪三十三年二月二十一日,庄守和、姚宝生请得皇太后脉息左关稍弦,右寸关缓滑,肝脾郁热,头目不清。今谨拟宣郁清热之法调理。

生杭白芍二钱　牡丹皮一钱五分　甘菊三钱　天花粉二钱　生枳壳一钱　麦冬三钱　桑叶二钱　苦桔梗二钱生甘草六分

引用鲜芦根二支(切碎)、鲜青果五个(研)

【医案3】

光绪三十三年二月二十二日,庄守和、姚宝生请得皇太后脉息左关稍弦,右寸关缓滑,肝胃郁热未清。今谨拟宣郁清热之法调理。

生杭白芍二钱　牡丹皮一钱五分　霜桑叶二钱　甘菊三钱　天花粉二钱　麦冬三钱　苦桔梗二钱　广陈皮八分生甘草六分

引用鲜芦根二支(切碎)、鲜青果五个(研)

【医案4】

光绪三十三年二月二十三日,庄守和、姚宝生请得皇太后脉息左关稍弦,右寸关缓滑,肝胃郁热未清,头目不爽。今谨拟清热生津明目之法调理。

甘菊三钱　桑叶二钱　麦冬三钱　密蒙花三钱　溏栝楼三钱(研)　苦桔梗二钱　牡丹皮二钱　生甘草六分

引用鲜青果五个(研)、灯心草二支

【按语】医案中生杭白芍、牡丹皮、霜桑叶、甘菊疏肝清热;桔梗宣肺化痰;麦冬润肺生津;密蒙花清热泻火、养肝明目。

四、暑湿所致眩晕,治宜清暑利湿

【医案1】

光绪三十二年五月十一日酉刻,庄守和、姚宝生请得皇太后脉息左关弦数,右寸关滑数,肺胃蓄有湿热,感受不正之气,熏蒸上焦,以致头目眩晕、上腭作痛、鼻干口渴、谷食欠香,证类暑湿。今谨拟正气清解化湿饮之法调理。

藿香一钱五分　霜桑叶三钱　甘菊三钱　酒黄芩一钱五分　苦桔梗三钱　薄橘红一钱五分　炙厚朴一钱五分　扁豆三钱　建曲二钱(炒)　甘草一钱

引用薄荷五分

【按语】暑湿之证多由饮食劳倦损伤脾胃,复感暑湿之邪引起。暑湿的发生由感受暑兼湿邪所致。夏令气候炎热,容易形成暑兼湿邪。慈禧素有肺胃湿热之证,感受暑兼湿邪而发病。

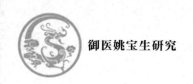

本病所及部位、脏腑,主要是卫分肌表、肺、三焦、胃肠等,治以清暑利湿为主,佐以芳香化湿。方中藿香芳香化湿;厚朴、扁豆健脾燥湿化湿;桑叶、菊花清凉透表,疏肝解热;黄芩清上焦之热;桔梗、橘红清热化痰;建曲消食化积。诸药合用,共奏清肺解暑、宣泄三焦之功效。

第三节　消化不快、迟缓案

消化不快指食物、饮热滞于中焦,可致胸脘痞塞、满闷不舒,属中医"痞满""嘈杂""胃痛"的范畴。慈禧太后素有消化不快、迟缓之证,多由饮食停滞、肺胃内蓄饮热、肝经有热、脾胃失和所致。姚宝生治疗消化不快多以疏肝清热、健脾化湿、消食导滞为主。

【医案1】

　　光绪三十二年闰四月十九日,庄守和、张仲元、姚宝生请得皇太后脉息左关沉弦,右寸关滑而近数,肝脾欠和,胃热饮滞未清,中气郁遏,消化较慢。今谨拟调中化饮之法调理。

　　炙厚朴一钱五分　　广陈皮一钱五分　　焦枳壳一钱五分白豆蔻一钱(研)　　炙香附二钱　　山楂三钱(炒)　　神曲三钱(炒)　　泽泻一钱五分　　酒黄芩二钱　　甘草一钱

　　引用一捻金八分(后煎)

　　本方加合欢花五朵

【医案2】

光绪三十二年闰四月二十日,庄守和、张仲元、姚宝生请得皇太后脉息左关沉弦,右寸关滑而近数,肝脾欠和,胃热饮滞未清,中气未畅,消化较慢。今谨拟调中化饮之法调理。

炙厚朴一钱五分　广陈皮一钱五分　枳实一钱五分(炒)　白豆蔻一钱(研)　炙香附二钱　山楂三钱(炒)　神曲三钱(炒)　栀子二钱(炒)　玄明粉一钱(后煎)　熟大黄二钱(后煎)　泽泻一钱五分　甘草一钱

【按语】医案中厚朴、枳壳、香附疏肝理气;枳实、大黄通下湿热;玄明粉泻下清热;山楂、炒神曲健胃消食。

【医案3】

光绪三十三年三月十九日,庄守和、姚宝生请得皇太后脉息左关稍弦,右寸关滑缓,中气欠畅,郁热未清。今谨拟调中和胃之法调理。

人参五分　党参一钱五分　麦冬三钱　甘菊二钱　苦桔梗二钱　栝楼五钱(研)　枳壳一钱(炒)　砂仁八分(研)　谷芽三钱(炒)

引用佛手柑八分

【医案4】

光绪三十三年三月二十日,庄守和、姚宝生请得皇太后脉息左关稍弦,右寸关滑缓,中气欠畅,运化稍慢。今谨拟调中和胃之法调理。

人参五分　党参一钱五分　生白术八分　佛手柑八分　栝楼五钱(研)　麦冬三钱　砂仁六分(研)　焦麦芽六钱　焦山楂六钱　焦神曲六钱

引用鲜青果二十个(研)

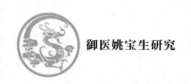

【医案5】

光绪三十三年三月二十一日，庄守和、姚宝生请得皇太后脉息左关稍弦，右寸关滑缓，中气欠畅，运化稍慢。今谨拟益气调中之法调理。

人参五分　党参三钱　生白术八分　麦冬三钱　广陈皮一钱　砂仁八分(研)　溏栝楼三钱　谷芽二钱(炒)

引用竹茹一钱五分

【医案6】

光绪三十三年三月二十二日，庄守和、姚宝生请得皇太后脉息左关稍弦，右寸关滑缓，胃气见畅，运化较慢。今谨拟益气缓肝之法调理。

人参八分　党参四钱　生白术八分　麦冬三钱　广陈皮一钱　砂仁八分(研)　生杭白芍二钱　炙甘草八分

引用甘菊一钱五分

【医案7】

光绪三十三年三月二十三日，庄守和、姚宝生请得皇太后脉息左关稍弦，右寸关滑缓，胃气渐和，运化稍慢。今谨拟益气调中之法调理。

人参八分　党参四钱　生白术八分　麦冬三钱　广陈皮一钱　砂仁八分(研)　生杭白芍二钱　炙甘草八分

引用鲜青果十个(研)

【按语】医案中以参类健脾、补益元气，使得气机调畅、肝体得养、肝用得疏。方中人参、党参等健脾益气；陈皮、白术、砂仁等健脾化湿行气；焦三仙健胃消食。姚宝生注重疏肝理气、调畅气机，用白芍养血柔肝，用佛手柑疏肝解郁、醒脾理气、调畅气机。

【医案8】

　　光绪三十四年正月二十一日,庄守和、张仲元、姚宝生请得皇太后脉息左关稍弦,右寸关缓滑。肝胃郁热见清,脾元健运欠畅,眼目发眩,脊背作热。今谨拟和肝调中之法调理。

　　茯苓二钱　生白术八分　广陈皮七分　酒白芍一钱栀子六分(炒)　牡丹皮六分　甘草五分

　　引用灯心草一支

【医案9】

　　光绪三十四年正月二十二日,庄守和、张仲元、姚宝生请得皇太后脉息左关稍弦,右寸关沉滑,肝胃欠和,脾元健运欠畅,眼目发眩,脊背作热,有时发嘈。今谨拟和肝调中之法调理。

　　茯苓二钱　生白术八分　当归一钱　杭白芍一钱　醋柴胡四分　广陈皮七分　栀子一钱(炒)　甘草五分

　　引用白蔻仁四分(研)

　　本方减当归、杭芍、醋柴胡

【医案10】

　　光绪三十四年正月二十三日,庄守和、张仲元、姚宝生请得皇太后脉息左关稍弦,右寸关沉滑,肝胃欠和,脾元健运欠畅,眼目发眩,脊背作热,消化不快。今谨拟清肝调中之法调理。

　　茯苓二钱　生白术八分　党参一钱　广砂八分(研)广陈皮八分　谷芽二钱(炒)　栀子一钱(炒)

　　引用藿梗四分

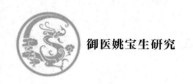

【医案 11】

光绪三十四年正月二十四日,庄守和、张仲元、姚宝生请得皇太后脉息左关稍弦,右寸关滑而稍数,肝胃欠和,中气未畅,眼目发眩,脊背作热,消化不快。今谨拟清肝调中之法调理。

茯苓一钱五分　广陈皮一钱　谷芽三钱(炒)　广砂仁八分(研)　栀子一钱(炒)　牡丹皮一钱　甘草五分

引用灯心草二支、竹叶一钱

【医案 12】

光绪三十四年正月二十四日,姚宝生谨拟皇太后方:

焦三仙各二钱　茯苓一钱　陈皮八分　豆蔻五分(研)　灯心草一支　羚羊角八分　鲜青果七个(研)　鲜藕五片

【医案 13】

光绪三十四年正月二十五日未刻,庄守和、张仲元、姚宝生请得皇太后脉息左关稍弦,右寸关滑而稍数,肝胃欠和,郁热未净,眼目发眩,脊背作热,消化不快。今谨拟清肝调中之法调理。

栝楼一钱五分(研)　广陈皮一钱　焦三仙各一钱　白蔻四分(研)　羚羊角六分　通草八分

引用鲜芦根二支(切碎)

【按语】光绪三十四年(1908 年),慈禧太后因肝胃欠和、脾元健运欠畅而消化不快,姚宝生先以柴胡疏肝散加减疏肝解郁、调和肝脾(见医案 9),后以异功散加减健脾和胃化滞(见医案 10 和医案 11)。当肝胃欠和、郁热未净时,则治以清肝调中之法,加羚羊角清肝热,加栝楼清热理气,加陈皮、白蔻(滑叶山姜)化湿行气调中。

116

第四节 泄泻案

姚宝生治疗泄泻,注重脾胃。慈禧素有脾胃之病,脾胃虚弱致脾失健运、水湿不化、大肠传导失司而发为泄泻。姚宝生以健脾化湿法治疗慈禧太后的脾虚泄泻,常以白术、茯苓、薏苡仁、扁豆健脾化湿,以煨木香健脾消食止泻。

【医案1】

光绪三十三年八月十四日,姚宝生请得慈禧太后脉息左关弦而近数、右寸关沉滑稍数,肝经有热,肠胃气道不和,稍蓄湿滞,以致大关防作泻、胃气稍觉不畅。今用和中化湿之法调理。

云茯苓四钱　广陈皮一钱五分　焦茅苍术一钱五分（土炒）　扁豆四钱（炒）　黄连炭一钱五分　木香一钱五分（煨）　焦槟榔三钱　泽泻二钱　谷芽三钱（炒）　砂仁一钱（研）　甘草一钱

引用霜桑叶二钱

【按语】慈禧太后因肠胃气道不和、稍蓄湿滞而常有泄泻。姚宝生以茯苓、扁豆健脾化湿;重用苍术燥湿健脾,在化湿的同时注重理气;常用陈皮、木香理气止痛。本医案应用煨木香有实大肠之功效用。

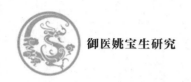

【医案2】

正月二十五日（年份不详），张仲元、姚宝生看得总管脉息左关稍弦，右寸关缓，中气欠和，脾元化湿较慢，腹中有时作痛，大便较勤。今用理脾调中之法调治。

党参一钱五分　生白术一钱五分　茯苓二钱　薏苡仁三钱　莲肉三钱（炒）　木香五分（煨）　广砂仁八分（研）炙甘草六分

引用佛手柑五分

本方减佛手柑，加通草一钱、党参一钱

【按语】医案有参苓白术散之意，方中党参、白术、茯苓益气健脾渗湿；配伍莲子肉，助党参健脾益气，兼能止泻；薏苡仁助白术、茯苓健脾渗湿；砂仁醒脾和胃、行气化滞；煨木香实肠止泻。诸药合用，共奏补其中气、渗其湿浊、行其气滞之功效，恢复脾胃受纳与健运之职。

【医案3】

光绪三十四年正月初八日，庄守和、张仲元、姚宝生请得皇太后脉息左关弦而稍数，右关滑而近数，肝胃不清，阴分郁热，以致眼目发眩、脊背发烧，大关防便血紫黑。今谨拟清热化郁之法调理。

焦栀子一钱五分　黄芩一钱五分（酒炒）　熟大黄炭一钱五分　通草八分　栝楼二钱（研）　广陈皮一钱　生甘草六分

引用鲜藕二两（切片，研）、鲜芦根二支（切碎）

【医案4】

光绪三十四年正月初八日申刻，张仲元、姚宝生请得皇太后脉息左关弦而稍数,右关滑而近数,阴分郁热稍见减轻,唯肠胃余热未清,以致脊背发热、腹中微痛,大关防见有紫黑血块。今谨拟清热宣郁之法调理。

酒生地黄二钱　酒黄芩一钱　通草八分　广陈皮八分
牡丹皮一钱五分　甘草六分

引用鲜藕一两(切片,研)、鲜芦根二支(切碎)

【按语】光绪三十四年(1908年),慈禧太后因肝胃不清、阴分郁热而大关防便血紫黑,姚宝生以清热化郁之法调理。医案中生地黄、牡丹皮及鲜藕清热凉血;栀子、黄芩、栝楼及通草清热利湿;大黄炭清热止血。

第三章 注重专方，用药考量

第一节 注重专方加减

　　纵观现存的慈禧太后脉案，以肝经热盛、脾胃违和之疾居多。其宫中事务繁多，加之性格偏执、刚愎自用，常致肝气不舒、横克脾土，加上平素嗜食肥甘厚味，易损伤脾胃，故医案中多见头目不爽、咳嗽、胸膈不畅、积食、溏泄之证。姚宝生审因辨证，立法严谨，重视采用经方加减治疗，如以四君子汤、异功散、四物汤调补气血；以补中益气汤补益中气；以参苓白术散、二陈汤、平胃散健脾燥湿；以小承气汤、调味承气汤攻下通腑；以桑菊饮治疗外感之疾；以桂枝汤调和营卫；以逍遥散疏肝解郁。

一、补中益气汤

　　补中益气汤出自《脾胃论》，由黄芪、甘草、人参、当归身、升麻、柴胡、白术等组成。本方补中益气、升阳举陷，用于脾虚气陷、气虚发热之证。《医方集解》记载："此足太阴、阳明药也。肺者，气之本，黄芪补肺固表，为君；脾者，肺之本，人参、甘草补脾益气、和中泻火，为臣；白术燥湿强脾，当归和血养阴，为佐；升麻以升阳明清气，柴胡以升少阳清气，阳升则万物生，清升则阴浊降，加陈皮者，以通利其气；生姜辛温，大枣甘温，用以和营卫、开腠理、致津液。诸虚不足，先建其中。"

【医案】

光绪三十三年五月初四日，姚宝生请得皇太后脉息左关稍弦、右寸关滑缓，脾经有湿，中气稍欠充畅。今谨拟补中益气之法调理。

生黄芪一钱五分　人参一钱　广陈皮四分　当归身五分　生白术五分　升麻二分　柴胡二分　炙甘草一钱

引用盐黄柏五分

【按语】医案中重用黄芪补中益气；人参、白术、炙甘草甘温益气健脾；血为气之母，故用当归养血和营；陈皮理气行滞，使补而不滞、行而不伤；少许柴胡、升麻可升阳举陷，助黄芪以升提下陷之中气，又能透表退虚热，且引黄芪、人参走外以固表；以盐黄柏为引，可降阴火，使阴火祛而元气得扶。全方补气与升提并用，使气虚得补。

二、参苓白术散

参苓白术散出自《太平惠民和剂局方》，具有益气健脾、渗湿止泻的功效，主治脾虚湿盛证。《太平惠民和剂局方》载其"治脾胃虚弱，饮食不进，多困少力，中满痞噎，心忪气喘，呕吐泄泻及伤寒咳噫。此药中和不热，久服养气育神，醒脾悦色，顺正辟

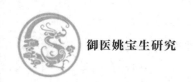
邪"。《医方考》记载:"脾胃虚弱,不思饮食者,此方主之。脾胃者,土也,土为万物之母,诸脏腑百骸受气于脾胃而后能强。若脾胃一亏,则众体皆无以受气,日渐羸弱矣。"参苓白术散是在四君子汤基础上加山药、莲子、白扁豆、薏苡仁、砂仁、桔梗而成。两方均有益气健脾之功效,但四君子汤以补气为主,参苓白术散兼有渗湿行气的作用。慈禧太后素有肝脾不和之证,脾胃虚弱则水湿内停,姚宝生多用此方健脾化湿、调和脾胃。

【医案1】

光绪三十二年五月初四日,庄守和、姚宝生请得慈禧太后脉息左关沉弦,右寸关滑缓,蓄湿见化,唯肝脾欠和,胃气尚未舒畅。今用益气理脾化湿之法调理。

党参三钱　云茯苓四钱　白术三钱(土炒)　扁豆三钱(炒)　薏苡仁四钱(炒)　山药三钱(炒)　广陈皮一钱五分　广砂仁八分(研)　猪苓二钱　石莲肉二钱(研)　泽泻一钱五分　甘草八分

引用生姜二片、大枣肉三个

【医案2】

光绪三十二年五月初五日,庄守和、姚宝生请得慈禧太后脉息左关沉弦,右寸关沉缓,肝脾欠和,脾弱化湿不快。今用益气健脾之法调理。

党参四钱　云茯苓四钱　白术三钱(土炒)　扁豆三钱(炒)　薏苡仁五钱(炒)　山药四钱(炒)　建莲肉三钱　炙甘草一钱

引用陈皮一钱、大枣肉三个

本方加合欢花五朵、荷蒂七个、小张荷叶一张(撕碎)

【医案3】

光绪三十四年四月二十一日，张仲元、姚宝生看得总管脉息左关稍弦，右寸关缓滑，神力见好，唯脾元欠实，中气稍有未和。今用益气理脾合中之法调治。

党参三钱 生白术一钱五分 白术一钱五分（炒） 陈皮八分 茯苓三钱 扁豆三钱（炒） 薏苡仁四钱（炒） 炙香附一钱 广砂仁七分（研） 建莲肉三钱（研） 谷芽三钱（炒） 藿梗八分 炙甘草八分

引用佛手柑八分

【按语】《古今医鉴》中所载参苓白术散较《太平惠民和剂局方》多陈皮一味，用于脾胃气虚兼有湿阻气滞者。本方意在于此，方中党参、白术、茯苓益气健脾渗湿；伍以山药、莲肉健脾益气；白扁豆、薏苡仁助白术健脾渗湿；砂仁醒脾和胃、行气化湿；陈皮理气健脾；甘草健脾和中、调和诸药。本方较原方加入炒谷芽以健胃消食，加藿梗以化湿醒脾。

三、二陈汤

二陈汤出自《太平惠民和剂局方》，由半夏、橘红、茯苓、甘草组成，具有燥湿化痰、理气和中的功效，主治痰湿内阻、脾胃不和、胸膈痞闷、呕吐恶心、头眩心悸、咳嗽痰多之证。方中半夏燥湿化痰、和胃止呕；橘红理气化痰，气顺则痰降，气行则痰化；痰由湿生，故以茯苓健脾渗湿；甘草和中益脾；加生姜，既制半夏之毒，又协同半夏、橘红和胃祛痰止呕。凡痰湿为患，均可用本方增损治之。姚宝生常用此方治疗由肝气郁滞、脾胃不和所致胃蓄痰饮之证。

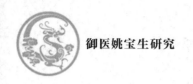

【医案】

三月初九日（年份不详），姚宝生看得顺承郡王福晋脉息左关沉弦、右寸关滑软，肝木欠舒，胃蓄痰饮，有时头晕作疼。今用养阴调中之法调治。

生杭白芍三钱　当归三钱　炙香附三钱　泽泻二钱

云茯苓四钱　炙厚朴二钱　焦枳壳二钱　化橘红一钱五分

姜半夏二钱　建曲三钱（炒）　连萸炭二钱　甘草一钱

引用夏枯草二钱

【按语】从脉象来看，左关沉弦，右寸关滑数，病在肝脾两经，故治以调肝理气、和中化饮为主。方中以二陈（半夏、橘红）和胃化痰；香附、厚朴疏肝行气；枳壳宽中理气；白芍养肝阴以柔肝；连萸炭清热燥湿止呕。诸药合用，共奏养阴调中、和胃化痰之功效。

四、平胃散

平胃散出自《太平惠民和剂局方》，由苍术、厚朴、陈皮、甘草加生姜、大枣组成，具有燥湿运脾、行气和胃之功效，主治湿滞脾胃。方中苍术苦辛温燥，最善燥湿健脾，故重用为君；厚朴苦温芳香、行气散满，助苍术除湿运脾，是为臣；陈皮理气化滞，与厚朴合用，可复脾胃之升降；炙甘草、生姜、大枣调补脾胃，和中气以助运化，均为佐使。诸药相配，共奏燥湿运脾、行气和胃之功效。姚宝生常用此方治疗慈禧太后脾胃之证：一为脾胃虚弱、脾湿健运不畅之证；二为肠胃湿滞所致嘈杂、呕吐、泄泻之证；三为肺胃饮热所致咳嗽、目皮眩涩、胸膈不畅之证。

【医案1】

光绪三十三年六月初九日，姚宝生请得皇太后脉息左关弦而近数、右寸关沉滑稍数，肝经有火，肠胃蓄有湿滞。今用调中化湿之法调理。

云茯苓四钱　陈皮一钱五分　焦茅苍术一钱五分　炙厚朴一钱五分　槟榔炭三钱　薏苡仁四钱（炒）　煨木香一钱五分　藿梗一钱　萸连炭一钱五分　车前子二钱（包煎）甘草一钱

引用扁豆二钱（炒）

【医案2】

光绪三十三年十一月初三日，张仲元、姚宝生请得慈禧太后脉息左关弦数，右寸关洪大而数，肝经有火，肺胃蓄有饮热，气道欠舒，目皮眩涩，胸膈有时不畅。今用清热化湿之法调理。

云茯苓四钱　炙厚朴一钱五分　焦茅苍术一钱五分（土炒）　广陈皮一钱五分　焦槟榔二钱　姜黄连一钱五分（研）　密蒙花三钱　泽泻二钱　甘菊三钱　生地黄三钱霜桑叶三钱　甘草一钱

引用灯心草一支

【医案3】

光绪三十四年正月初二日子刻，庄守和、张仲元、姚宝生请得皇太后脉息左关弦数，右关滑数，中气不调，停蓄饮滞，以致嘈杂呕吐、腹中作疼。今谨拟和胃调中之法调理。

制厚朴一钱　广陈皮一钱　制半夏一钱　竹茹一钱五分　茅苍术八分（炒）　焦麦芽一钱五分　焦山楂一钱五分焦神曲一钱五分　甘草六分

引用藿梗六分

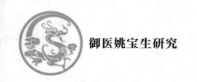

【按语】医案以平胃散化裁,燥湿健脾,行气和胃。医案1在平胃散的基础上加薏苡仁、扁豆以健脾化湿;加槟榔以下气利水;加木香、霍梗以行气和胃止呕。医案2在平胃散的基础上加桑叶、菊花以清肝热;加槟榔、泽泻以利水行气;加姜黄连以清热燥湿;加密蒙花、生地黄以清热养肝明目。诸药合用,共奏清热化湿之功效。医案3在原方的基础上加竹茹以降胃止呕;加焦三仙以消食化滞;加霍梗以芳香化湿、和胃止呕。全方共奏健脾化湿、和胃止呕之功效。

五、六味地黄丸

本方原名"地黄丸",出自宋代钱乙所著《小儿药证直诀》,用于肾怯诸证。《小儿药证直诀》记载:"地黄丸,治肾怯失音,囟开不合,肾不足,目中白睛多,面色黄白等症。"六味地黄丸配方具有三补三泻的特点:熟地、山茱萸、山药为三味补药;泽泻、茯苓、牡丹皮为三味泻药,且补药的用量大于泻药的用量,以补为主;主要用于肾阴虚之证。姚宝生用此方滋补肾阴。

【医案1】

光绪三十二年八月初九日,臣力钧、张仲元、姚宝生请得皇太后脉息左关弦软,右关滑缓,阴分未充。今谨拟益阴之剂调理。

制熟地二钱　牡丹皮六分　泽泻六分　山茱萸肉一钱五分　茯苓一钱五分　山药一钱五分

引用桂枝六分

【医案2】

光绪三十二年八月初十日,张仲元、姚宝生请得皇太后脉息左关弦软,右关滑缓,阴分未充。今谨拟益阴之剂调理。

制熟地一钱五分　牡丹皮六分　泽泻六分　山萸萸肉一钱二分　云茯苓一钱二分　山药一钱二分（炒）　广陈皮六分

引用桂枝五分

【医案3】

光绪三十二年八月十一日，张仲元、姚宝生请得皇太后脉息左关弦软，右关滑缓，阴分未充。今谨拟益阴之剂调理。

制熟地一钱五分　牡丹皮六分　泽泻六分　山萸萸肉一钱二分　云茯苓一钱二分　山药一钱二分（炒）　广陈皮五分

引用桂枝六分

【医案4】

光绪三十二年八月十二日，张仲元、姚宝生请得皇太后脉息左关弦软，右关滑缓，阴分未足。今谨拟益阴之剂调理。

制熟地二钱五分　牡丹皮八分　泽泻八分　山萸萸肉一钱五分　云茯苓一钱五分　山药一钱五分（炒）　人参五分

引用广陈皮五分

【医案5】

光绪三十二年八月二十七日，张仲元、姚宝生请得皇太后脉息左关沉弦，右关稍滑，阴液未充。今谨拟养阴之法调理。

熟地四钱　山萸萸肉二钱　山药二钱（炒）　牡丹皮一钱五分　茯苓一钱五分　泽泻一钱五分

水煎温服

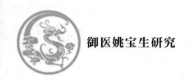

【**按语**】姚宝生以六味地黄汤滋阴补肾,以桂枝为引,意在"微微之火,鼓舞肾气"。

【医案6】

光绪三十二年十月二十一日申刻,姚宝生请得皇太后脉息左关沉弦、右关稍滑,气血日充。今谨拟养阴调中之法调理。

大熟地三钱(九制)　山茱萸肉一钱五分　牡丹皮一钱二分　泽泻一钱二分　茯苓一钱五分　山药一钱二分　广砂仁一钱(研)　甘菊一钱五分　霜桑叶二钱

引用广陈皮一钱五分

【医案7】

光绪三十二年十月二十二日,姚宝生请得皇太后脉息左关沉弦,右关稍滑,气血日充。今谨拟养阴调中之法调理。

大熟地三钱(九制)　山茱萸肉一钱五分　牡丹皮一钱二分　泽泻一钱二分　茯苓一钱五分　山药一钱二分　广砂仁一钱(研)　甘菊一钱五分　霜桑叶二钱

引用广陈皮一钱五分

【医案8】

光绪三十二年十月二十三日,姚宝生请得皇太后脉息左关稍弦,右关滑而有神,气血日充,上焦微有浮热。今谨拟养阴清热之法调理。

大熟地三钱(九制)　山茱萸肉一钱五分　牡丹皮一钱二分　泽泻一钱二分　云茯苓一钱五分　山药一钱二分　广砂仁一钱(研)　神曲二钱(炒)　甘菊一钱五分　霜桑叶二钱

本方减广陈皮一钱五分

引用灯心草一支

【医案9】

光绪三十二年十月二十四日，姚宝生请得皇太后脉息左关稍弦、右关滑而有神，气血日充，上焦微有浮热。今谨拟养阴清热之法调理。

大熟地三钱（九制）　山茱萸肉八分　牡丹皮一钱　泽泻一钱　云茯苓一钱五分　山药一钱　广砂仁八分（研）神曲二钱（炒）　甘菊一钱五分　广陈皮一钱

引用霜桑叶二钱

【医案10】

光绪三十二年十月二十七日，姚宝生请得皇太后脉息左关沉弦、右关稍滑，气血日充，唯气道稍有未畅。今谨拟养阴调中之法调理。

大熟地二钱（九制）　山茱萸肉八分　牡丹皮一钱　泽泻一钱　云茯苓一钱五分　山药一钱　广砂仁八分（研）广陈皮一钱五分　霜桑叶二钱　甘菊一钱五分　桂枝一钱

引用炙香附一钱五分

【按语】上述医案在六味地黄汤基础上加疏肝和胃药物：砂仁行气醒脾；甘菊、霜桑叶、香附疏清肝热；陈皮健脾开胃。诸药合用，共奏疏肝行气健脾之功效，共同调和肝脾。

六、四物汤

四物汤出自《太平惠民和剂局方》，由当归、川芎、白芍、熟地黄四味药物组成，具有补血养血之功效。本方是治疗营血亏虚、血行不畅的常用方剂。方中当归补血养肝、和血调经，为君；熟地黄滋阴补血，为臣；白芍养血柔肝和营，为佐；川芎活血行气、

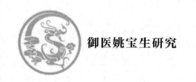

畅通气血,为使。四味合用,补而不滞,滋而不腻,养血活血,可使营血调和。慈禧太后素有"头晕微疼、目清不爽"等症状,多为肝热不清所致。姚宝生多用此方养血调肝,使得肝血得调、肝阴得养。

【医案】

　　光绪三十年三月二十一日,庄守和、姚宝生谨拟慈禧太后清热养肝活络膏。

　　细生地黄五钱　　杭白芍四钱　　酒当归四钱　　羚羊角二钱五分　　明天麻二钱　　僵蚕三钱(炒)　　川秦艽二钱　　橘红二钱(老树)　　川贝母三钱(研)　　枳壳二钱(炒)　　建曲三钱(炒)　　生甘草一钱

　　共以水煎透,去渣,再熬,浓汁稍兑炼蜜为膏,每服三钱,开水冲服

【按语】医案以四物汤化裁,滋阴柔肝,加羚羊角、天麻以清热平肝;加僵蚕以息风止痉、解毒散结;加秦艽以祛风除湿、和血舒筋。上述诸药合用,共奏平肝息风、柔肝解痉之功效。因慈禧太后素有肝热、肺胃饮热,常致膈间不利,故以橘红、川贝母清热化痰;以枳壳宽中理气;以建曲健脾消食、理气化湿、解表和中。全方共奏清热养肝之功效。

七、四君子汤

　　四君子汤出自《太平惠民和剂局方》,由人参、白术、茯苓、甘草四味组成,具有益气补中、健脾养胃之功效,用于脾胃虚弱之证,为补气基本方。姚宝生治疗慈禧太后和李莲英总管脾胃虚弱、中元不振时常用此方。"四君子"之加减法甚多,加陈皮为异

功散;加陈皮、半夏为香砂六君子汤;"六君子"加柴胡、葛根、黄芩、白芍为十味人参散;"六君子"加乌梅、草果、生姜、大枣为四兽饮。

【医案】

　　光绪三十二年六月二十四日,臣力钧、张仲元、姚宝生请得皇太后脉息右关缓而有神,中气渐复。今谨拟益气理脾之法调理。

　　人参八分　　生白术二钱　　云茯苓三钱　　生杭白芍一钱五分　　生甘草七分

　　　　引用广砂仁八分(研)

【按语】脾为后天之本、气血生化之源。脾胃虚弱则受纳与健运乏力,可见饮食减少、湿浊内生。姚宝生在调理脾胃、健运中气时多采用四君子汤为底方。正如《医方考》所说:"夫面色萎白,则望之而知其气虚矣;言语轻微,则闻之而知其气虚矣;四肢无力,则问之而知其气虚矣;脉来虚弱,则切之而知其气虚矣。如是则宜补气。"方中人参为君,甘温益气,健脾养胃;臣以苦温之白术,健脾燥湿,加强益气助运之力;佐以甘淡之茯苓,健脾渗湿,苓术相配,则健脾祛湿之功效益著;使以炙甘草,益气和中,调和诸药。四药配伍,共奏益气健脾之功效。

八、异功散

　　异功散源于《小儿药证直诀》,由党参、白术、茯苓、甘草、陈皮组成,具有补气健脾、行气化滞之功效,主治脾气虚弱兼有气滞之证。本方是在四君子汤的基础上加陈皮,功兼行气化滞。

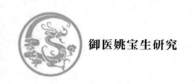

【医案1】

光绪三十四年正月初六日，张仲元、姚宝生看得总管脉息左关稍弦，右寸关缓滑，脾元欠畅，稍有湿热。今用调中化湿之法调治。

党参一钱　生白术一钱　茯苓一钱五分　署内橘红七分　甘草五分

引用鲜芦根二支（切碎）、鲜青果三个（研）

【医案2】

光绪三十四年正月十九日，庄守和、姚宝生请得皇太后脉息左关稍弦，右寸关缓滑，肝胃郁热见好，唯脾元健运未畅，眼目发眩，脊背作热。今谨拟调中和胃之法调理。

茯苓一钱五分　生白术五分　党参五分　广陈皮五分　白蔻仁四分（研）　甘草五分

引用灯心草一支

本方加羚羊角五分

【按语】四君子汤加陈皮名曰异功散，可益气健脾、行气化滞。方中党参益气健脾；白术健脾燥湿，加强益气助运之力；茯苓健脾渗湿，与白术相配，则健脾祛湿之功效益著；陈皮健脾行气；甘草调和诸药。以上五味药物合用，共奏益气健脾、行气化滞之功效。本方在异功散的基础上加羚羊角、灯心草，在补气扶脾的同时清肝胃之热。

九、小承气汤

小承气汤源于《普济方》，由大黄、厚朴、枳实组成，为"轻下剂"，主治痘疹后胃弱不能胜谷，谓之食蒸发搐。其人潮热，大便酸臭,秘泄不调,或呕吐肠痛。姚宝生常用此方治疗慈禧太后肠胃热证。

【医案1】

　　八月十三日(年份不详),姚宝生请得瑾妃脉息右寸关滑而稍数、左关沉弦,肝经郁热见好,唯肠胃滞热未清。今用清热化滞之法调理。

　　酒黄芩二钱　栝楼仁二钱(研)　栀子三钱(炒)　木通一钱　槟榔三钱(炒)　枳实二钱(炒)　炙厚朴二钱　山楂三钱(炒)　建曲三钱(炒)　熟大黄三钱　莱菔子三钱(炒,研)　甘草一钱

　　引用桃仁三钱(研)

【医案2】

　　八月十三日申刻(年份不详),照原方。

　　【按语】对于肠胃滞热之证,姚宝生多采用承气汤等攻下通腑。方中大黄泻热通便;厚朴行气散满;枳实破气消痞。诸药合用,可以轻下热结、除满消痞。

十、调胃承气汤

　　调胃承气汤出自《伤寒论》,由大黄、芒硝、甘草组成。方中药仅三味,然配伍恰当,"大黄苦寒以泄热通便,荡涤肠胃;芒硝咸寒以泻下除热,软坚润燥;以炙甘草调和大黄、芒硝攻下泄热之方,使之和缓"。本方与大承气汤和小承气汤相比,泻下导滞之功较弱,尤适用于症轻而体弱者,称为"缓下剂"。本方能调和肠胃、承顺胃气、驱除肠胃积热,故可使胃气得和、气机相接、诸证蠲除。姚宝生在治疗慈禧太后肝胃气道欠畅、蓄有积热之证,

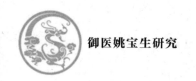

见眼目不爽，食后嘈杂，脉息左关沉弦、右关沉滑有力时，常以调胃承气汤调理。

【医案】

光绪三十三年十二月二十八日酉刻，庄守和、张仲元、姚宝生请得皇太后脉息左关弦数，右寸关滑数，肺气欠调，肝气郁热未清。今谨拟清肝化热之法调理。

溏栝楼三钱　天花粉三钱（研）　羚羊角一钱　酒黄芩一钱　橘红八分　熟大黄一钱（后煎）　玄明粉八分（后煎）灯心草一札

引用淡竹叶一钱

【按语】此脉案为太医院院使（院长）庄守和、左院判张仲元、右院判姚宝生三人会诊的脉案。脉象左关弦数是为肝热，右关滑数当属肺胃积滞蕴热，故治疗以清肺胃积热为重点。本方用调胃承气汤（去甘草），重在通便并清大肠湿热。方中溏栝楼上清肺胃之积热而化痰，下润大肠之燥结而通便；天花粉化痰养胃而生津；酒黄芩清肺热而泻大肠火；橘红润肺化痰。诸药共奏清肺火而祛痰浊之功效。方中重用羚羊角，取其力专，清肝经之热邪。至于灯心草、竹叶两味，可清利热邪下行。全方配伍堪称严谨，故当收效。

十一、桑菊饮

桑菊饮出自《温病条辨》，因方中桑叶、菊花为君而名。本方由桑叶、菊花、杏仁、桔梗、连翘、甘草、薄荷、芦根组成，具有辛凉解表、疏风清热、宣肺止咳之功效，用于风温初起咳嗽之证。姚宝生常用此方治疗外感之证及肺胃郁热之证。方中桑叶、菊花为主药：桑叶善平肝风，用于春令，抑肝木之所余，味甘苦性凉，质轻气寒，轻清发散，能升能降，疏散上焦风热，且善走肺络，能清宣肺热而止咳嗽；甘菊质轻气凉，轻清走上，善疏散风热、清肝明目而肃肺。桑叶善走肺络而宣肺气，菊花清宣上焦风热，两味合用，尤其适用于风温轻证。桑叶长于散风，甘菊长于清热，二药参合，疏风清热、解毒退热、清肝明目、润肺止咳效力增强。

【医案】

　　光绪三十三年正月初十日，庄守和、张仲元、姚宝生请得皇太后脉息左关稍弦，右寸关滑而稍数，肺胃稍有郁热。今谨拟轻扬宣郁之法调理。

　　霜桑叶二钱　　甘菊一钱五分　　广橘红八分　　连翘一钱
焦麦芽一钱五分　焦山楂一钱五分　　焦神曲一钱五分
　　引用鲜芦根二支（切碎）

【按语】医案以桑菊饮化裁，用桑菊饮疏风清热、宣肺止咳。方中桑叶善走肺络、清泻肺热，为主药；菊花疏散肝肺之热；连翘苦寒，清热解毒；芦根甘寒，清热生津；橘红健脾化痰；焦三仙健脾消食和胃。诸药合用，共奏疏风清热、宣肺化痰之功效。

十二、杏苏饮

　　杏苏饮出自《温病条辨》，由苏叶、杏仁、半夏、前胡、茯苓、枳壳、橘皮、甘草等药物组成，具有清宣凉燥、理气化痰之功效。对于风寒早期、外有风寒、内有痰热者，姚宝生多用杏苏饮加减。

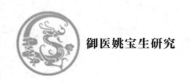

【医案】

十月十八日（年份不详），庄守和、张仲元、姚宝生请得慈禧太后脉息左关浮弦而数，右寸关滑数，肺胃蓄饮热，外感风寒，以致恶寒发热、头疼身痛、咳嗽胸闷、咳痰作呕。今用解表清肺化饮之法调理。

防风三钱　荆芥二钱　苏叶一钱　苏子一钱　前胡三钱　杏仁三钱（研）　橘红一钱五分（老树）　酒黄芩三钱　枳壳二钱（炒）　川贝母三钱（研）　建曲三钱　桑叶二钱　桑白皮二钱　竹茹二钱

引用薄荷一钱

本方减枳壳一钱

【按语】医案以杏苏饮化裁，杏苏饮具有清宣润肺、理气化痰之功效。方中杏仁苦辛温润、宣肺降气；苏叶辛苦芳香、解肌发表；枳壳调理气机；前胡降气化痰、宣肺散风；橘红健脾燥湿、理气化痰；黄芩、川贝母、桑白皮清泄肺热，降气化痰。诸药合用，共奏轻宣理气、化痰止咳之功效。本方在杏苏饮的基础上加建曲以消食化滞；加荆芥以疏风散寒，与苏叶同用可疏风散寒透表。全方共奏疏风解表、清肺化饮之功效。

十三、桑白皮汤

桑白皮汤源自《景岳全书》引《医林方》，由桑白皮、半夏、苏子、杏仁、贝母、黄芩、黄连、栀子组成，具有清热化痰的功效。《景岳全书·卷之十九明集·杂证谟·喘促》述："外无风寒而惟火盛作喘，或虽有微寒而所重在火者，宜桑白皮汤，或抽薪饮之类主之。"本方以桑白皮为主药，取其甘寒以降，主入肺经，清肺火、降肺气、平咳喘；半夏、杏仁其性主降，降气化痰，止咳平喘，为辅药；贝母性苦，清热化痰；黄芩、栀子为苦寒之品，清热泻火之力强，能清上焦实火，亦制半夏、杏仁之温，合为佐药。诸药配伍，寒温并用，以寒为主，辛开苦降，以降为用；寒以清热，降以化痰，清热有助化痰，因火热炼津液成痰，降气亦助清热，盖气有余便是火，相得益彰，共奏清热化痰、降气平喘之功效。

【医案】

光绪三十年七月二十八日，姚宝生谨拟总管崔老爷清热理气化湿饮。

炙枇杷叶三钱　桑白皮叶三钱　川贝母三钱（研）　法半夏二钱（研）　炙厚朴二钱　建曲三钱（炒）　橘红一钱五分　栀子二钱（炒）　酒黄芩三钱　杏仁泥三钱　甘草一钱大腹皮三钱

引用山楂肉三钱（炒）

【按语】医案以桑白皮汤化裁。桑杏汤清热化痰、降气平喘，在桑杏汤的基础上加枇杷叶、建曲、厚朴、橘红、大腹皮。橘红理气化痰，使气顺而痰降；建曲、厚朴消食理气；大腹皮行气利水化湿。医案中以山楂为引，引诸药入中焦脾胃，并助消食化滞、和中止呕。

十四、桂枝汤

桂枝汤出自《伤寒论》，由桂枝、芍药、甘草、大枣、生姜组成，具有辛温解表、解肌发表、调和营卫之功效。桂枝汤的方证为风寒伤人肌表，证属表虚，腠理不固，卫气外泄，营阴不得内守，肺胃失和，治疗以解肌发表、调和营卫为主。方中桂枝为君药，解

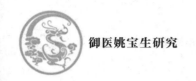

肌发表,散外感风寒,芍药为臣药,益阴敛营。两药相合,一治卫强,一治营弱,合则调和营卫,相须为用。生姜辛温,既助桂枝解肌,又能暖胃止呕。大枣甘平,既能益气补中,又能滋脾生津。两药相合,可以升腾脾胃生发之气而调和营卫,所以并为佐药。炙甘草之功用有二:一为佐药,益气和中,合桂枝以解肌,合芍药以益阴;二为使药,调和诸药。所以,本方虽只有五味药,但配伍严谨,散中有补。正如柯琴在《伤寒论翼》中赞桂枝汤"为仲景群方之魁,乃滋阴和阳、调和营卫、解肌发汗之总方也"。姚宝生常用桂枝汤调和营卫。

> 【医案】
>
> 　　光绪三十三年正月初六日,庄守和、张仲元、姚宝生请得皇太后脉息左关稍弦,右寸关沉缓,营卫稍欠充畅。今谨拟调畅营卫之法调理。
>
> 　　人参一钱七分　黄芪二钱　生白术一钱五分　茯苓三钱　广陈皮一钱　广砂仁八分(研)　草果仁五分(盐炙)当归身一钱　酒白芍一钱　桂枝八分　白蒺藜二钱(炒)
>
> 　　引用生姜一片、大枣肉三个

　　【按语】医案中桂枝辛温,辛能散邪,温从阳而扶卫,故为君药;芍药酸寒,酸能敛汗,寒走阴而益营。桂枝君芍药,是于发散中寓敛汗之意;芍药臣桂枝,是于固表中有微汗之道焉。生姜之辛,佐桂枝以解肌表;大枣之甘,佐芍药以和营里;加人参、黄芪益气,以扶正祛邪。

十五、清胃败毒散

　　清胃败毒散出自《杂病源流犀烛》,由连翘、黄芩、荆芥、当归尾、赤芍、金银花、酒大黄组成，主治阳明蕴热、耳后腮边肿痛。姚宝生用此方治疗垣大奶奶右耳后疼痛肿硬之证。

【医案】

三月初四日（年份不详），姚宝生看得垣大奶奶脉息左关弦数、右寸关滑数，肝胃有火，风热上蒸，以致右耳下以及偏后项筋疼痛肿硬、身肢发热、两胁串痛。今用清肝稍佐疏肝之法调治。

连翘三钱　　霜桑叶三钱　　浙贝母二钱　　金银花二钱　荆芥二钱　　夏枯草三钱　　薄荷八分　　赤芍三钱　　当归尾三钱　　酒栀子一钱五分　　木通八分　　甘草一钱

引用广陈皮一钱五分

【按语】医案以清胃败毒散化裁。方中连翘、桑叶、金银花、荆芥疏散风热；夏枯草散肝经郁火，解内热散气消肿；贝母清热解毒、散结消痈；赤芍、当归尾活血通络消肿；栀子清三焦之火；木通泻下焦之火，使内火从小便而泄。

十六、逍遥散

逍遥散出自《太平惠民和剂局方》，原方具有疏肝解郁、养血健脾之功效，主治肝郁血虚脾弱证。《太平惠民和剂局方》记载："治血虚劳倦，五心烦热，肢体疼痛，头目昏重，心悸颊赤，口燥咽干，发热盗汗，减食嗜卧，及血热相搏，月水不调，脐腹胀痛，寒热如疟。又疗室女血弱阴虚，荣卫不和，痰嗽潮热，肌体羸瘦，渐成骨蒸。"《太平惠民和剂局方》中逍遥散原为退热调经用，后世广泛用于疏肝理脾。明代医学家薛己在逍遥散的基础上加牡丹

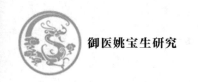

皮、栀子,称之为"八味逍遥散"。

【医案】

光绪三十四年正月二十日,庄守和、张仲元、姚宝生请得皇太后脉息左关稍弦,右关滑而近数,肝胃郁热未清,脾元健运未畅,眼目发眩,脊背作热。今谨拟和肝调中之法调理。

茯苓五分　　生白术三分　　当归五分　　杭白芍五分　　醋柴胡三分　　牡丹皮五分　　栀子五分(炒)　　甘草五分

引用薄荷二分

本方薄荷减一分

【按语】肝为藏血之脏,性喜条达而主疏泄,体阴用阳。若七情郁结,肝失条达,或阴血暗耗,或生化之源不足,肝体失养,则肝气横逆、头痛、目眩等证皆随之而起。脾虚运化无力,肝郁血虚则疏泄不利,此时应疏肝解脾。白术、茯苓健脾去湿,使运化有权、气血有源;当归、芍药与柴胡同用,补肝体而助肝用,血和则肝和,血充则肝柔。诸药合用,使肝郁得疏、血虚得养、脾弱得复,气血兼顾,体用并调,肝脾同治。甘草益气补中、缓肝之急;加入薄荷少许,疏散郁遏之气,透达肝经郁热;牡丹皮泻血中之火;栀子泻三焦郁火。

第二节 用药考量,选用药材道地,重药材炮制

一、注重使用道地药材

从姚宝生医案中可见,其用药精良,多用道地药材。其医案用药都要表明所用药材的产地,如产自浙江杭州的杭白芍;产自浙江台州的台乌药;产自广东新会的广陈皮;产自广东化州的化橘红、毛橘红;产自广东阳春的阳春砂仁;产自福建建阳的建泽泻、建莲;产自云南的云茯苓、云茯神、云三七;产自四川的川贝母、川黄连、川大黄、川郁金、川秦艽、川草薢;产于甘肃岷县的岷当归;产自湖北蕲春的蕲艾;产自江苏茅山的茅苍术;产自河南怀庆的怀牛膝;产自山东的东山楂……这些药材都是道地药材。道地药材是指中药材中具有特定的产区和特定的加工方法的中药材,"道地"二字具有原产、真实、特有、优质的含义。中医注重药材来源、产地以保证质量和疗效的历史源远流长。《本草蒙筌》曰:"凡诸草木、昆虫,各有相宜地产。气味功力,自异寻常。"谚语云:"一方风土养万民,是亦一方地土出方药也。"《本草经集注》云:"诸药所生,皆有境界。说明了用药需注意产地,道地药材一定和产地有关。"《唐本草》记载:"药材离其本土,则质同而效异。"清宫医案中多选用道地药材,用药讲究。

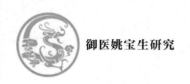

【医案1】

光绪三十年正月初四日,庄守和、张仲元、姚宝生请得慈禧太后脉息左关弦数,右寸关滑数,肺火未清,大肠滞热尚有未净,声音较昨清爽,有时鼻流清涕。今用清肺利音兼化滞热之法调理。

川郁金二钱(研) 玄参三钱 桔梗三钱 川贝母三钱(研) 霜桑叶三钱 黄芩二钱(炒) 知母二钱 蝉蜕二钱焦山楂二钱 焦麦芽二钱 焦神曲二钱 橘红一钱(老树)枳壳一钱五分 生甘草八分

引用鲜芦根二支(切碎)

【医案2】

光绪三十年三月二十九日,庄守和、姚宝生谨拟清热养肝活膏(慈禧太后)。

细生地黄五钱 杭白芍四钱 酒当归四钱 羚羊角二钱五分 明天麻二钱 僵蚕三钱(炒) 川秦艽二钱 橘红二钱(老树) 川贝母三钱(研) 枳壳二钱(炒) 建曲三钱(炒) 生甘草一钱

共以水煎透,去渣,再熬,浓汁稍兑炼蜜为膏,每服三钱,开水冲服

【医案3】

光绪三十二年闰四月十三日,庄守和、张仲元、姚宝生请得皇太后脉息左关弦而稍数,右寸关沉滑而数,诸症渐轻,唯肠胃滞热未净、肝脾欠和、阴液未复,有时头晕口渴、谷食不香,大关防郁滞不畅,小关防色赤而短。今谨拟益阴调中清化之法调理。

麦冬三钱　　天花粉二钱　　知母三钱　　玄参三钱　　栝楼仁二钱（研）　神曲三钱（炒）　东山楂三钱　　枳壳一钱五分（炒）　滑石三钱　　竹叶一钱

引用一捻金一钱（煎）

【医案4】

光绪三十二年四月二十二日，张仲元、姚宝生请得慈禧太后脉息左关弦而稍数，右寸关沉滑，脾元未畅，湿热下注。今用理气化湿之法调理。

赤茯苓四钱　　生白术一钱五分　泽泻一钱五分　川草薢三钱　　瞿麦三钱　　车前子三钱（包煎）　萹蓄三钱　　怀牛膝二钱　　当归三钱　　石莲肉二钱　　香附二钱（炙）　甘草梢二钱

引用竹叶一钱

【医案5】

光绪三十二年五月二十日，张仲元、姚宝生请得皇太后脉息左关弦数，右寸关滑而稍数，肝胃有热，中气健运不畅，内蓄湿饮，寒热郁结未清。今谨拟调中化湿稍佐清解之法调理。

藿香四分　　炙紫厚朴八分　扁豆三钱（炒）　炙半夏一钱　　广砂仁八分（研）　神曲三钱（炒）　谷芽三钱（炒）　槟榔一钱五分（炒焦）　酒黄芩二钱　　霜桑叶三钱

引用鲜荷叶半张

【医案6】

光绪三十二年五月二十一日，臣力钧、张仲元、姚宝生请得皇太后六脉俱平，稍有弦象，实系本脉，胸口亦舒畅。再以清解之法调治。

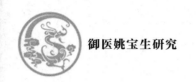

广橘红一钱　　扁豆衣二钱　　霜桑叶三钱　　姜半夏一钱

焦谷芽三钱(炒)　　霍梗一钱　　神曲三钱(炒)　　云茯苓三钱

加荷梗五寸

【医案7】

光绪三十三年三月初七日,庄守和、姚宝生请得皇太后脉息左关稍弦,右关近数,肺胃郁热。今谨拟清热宣郁之法调理。

霜桑叶三钱　　苦桔梗二钱　　天花粉二钱　　牡丹皮一钱

毛橘红八分　　甘草六分

本方加谷芽三钱(炒)

引用鲜青果七个(研)

【按语】道地药材是指中医长期应用、优选出产在特定区域的中药材,生产较为集中,具有一定的栽培技术和采收加工方法,与其他地区所产同种药材相比,品质和疗效更好,质量更稳定。例如,《神农本草经》记载:"土地所出,真伪陈新,并各有法。"我国常用道地药材有川药、广药、云药、贵药、怀药、浙药、关药、北药、华南药、西北药及藏药。清宫医案中多采用道地药材,常用川药、广药、云药、关药、浙药、怀药和北药。医案1和医案2中的川郁金、川贝母,医案2中的川秦艽,医案4中的川草薢均为道地药材中的川药;医案5、医案6和医案7中的广砂仁、广橘红和毛橘红均为广药;医案3中的东山楂为北药;医案6中的云茯苓为云药。

二、注重药物炮制作用

姚宝生用药的另一个特点是注重药物的炮制,善用炮制药物酒白芍、黄连、朱麦冬、白术炭等。炮制可改变、缓和中药的药性，还可以纠正中药的过偏特性。例如，黄连苦寒，经过辛热的吴茱萸炮制后，其苦寒的特性得到了缓和，即"以热制寒"，也被认为是一种反制。炮制可以增强药物的性味，如采用咸寒的盐水对苦寒的知母、黄柏进行炮制，所谓"寒者益寒"，通过炮制可增强其滋阴降火的功效。炮制可以使药物的升降浮沉发生变化，"酒炙则升，姜炙则散，醋炙收敛，盐炙下行"。例如，知母的主要功效为清肺胃之火，而盐炙知母可起到泻下焦肾火的作用；生大黄性味苦寒，直降，走而不守，具有荡涤肠胃、泻火通便的作用，而采用黄酒炙，可使其驱热下降而引药上行，主要用于头目诸热的治疗；砂仁是一种化湿醒脾、行气开胃的中药，在中焦起作用，而盐炙砂仁可起到下行温肾的作用，用于治疗小便频数。综上所述，中药的寒热温凉、辛甘酸苦咸涩等性味及升降浮沉的性能在相应的炮制方法下也会发生改变。

（一）建曲

建曲为神曲的一个品种，该药物始载于《药性考》，又名泉州神曲、范志曲，简称建曲。建曲为面粉、麸皮、紫苏、荆芥、防风、厚朴、白术、木香、枳实、青皮等40多种药品经混合发酵而成，主产于福建泉州。本药性味苦温，具有健脾消食、理气化湿、解表和中的功效，常用于食滞中阻、寒热头痛、呕吐胀满。因慈禧喜食肥甘厚味，脾胃运化失司，湿滞脾胃，食滞不化，故建曲为清代御医宫廷常用药物。建曲炒过以后，药性缓和了，且健脾止泻之功效增强了。

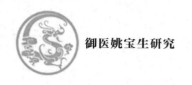

1.炒建曲

【医案 1】

光绪三十年三月初二日戌刻,姚宝生请得慈禧太后脉息右寸关滑数、左关稍数,肝肺有热,湿饮上蒸,以致头晕微疼、目不清爽。今用清热化湿之法调理。

酒黄芩三钱　浙贝母二钱(研)　霜桑叶三钱　薄荷八分　菊花三钱　枳实一钱五分(炒)　炙厚朴二钱　橘红一钱(老树)　生地黄四钱　泽泻一钱五分　建曲三钱(炒)　生甘草八分

引用竹叶八分

【按语】湿滞脾胃、食滞中阻、湿饮上蒸可致头晕头痛,治疗上应以健脾理气化湿兼消食化滞为主,故应用炒建曲可增强其健脾化湿之功效。

【医案 2】

光绪三十二年五月十二日,庄守和、姚宝生请得皇太后脉息左关弦数,右寸关滑数,外感渐解,唯肺胃尚有湿热,中气欠舒。今议用调中化湿之法调理。

霍梗一钱　霜桑叶三钱　甘菊三钱　薄橘红一钱五分　炙厚朴一钱　焦茅术一钱　扁豆三钱　云茯苓三钱　谷芽三钱(炒)　神曲二钱(炒)　甘草一钱

引用鲜荷叶半张

【按语】因肺胃尚有湿热,故治宜调中化湿。橘红、厚朴、焦茅术调中理气化湿;扁豆和茯苓健脾化湿;炒神曲和炒谷芽化湿消滞。

2.生建曲

【医案】

光绪三十一年二月初十日,姚宝生请得慈禧太后脉息左关弦而稍数、右寸关滑而近数,外感渐解,唯肺胃郁热未清、咳嗽痰饮。今用清热理气化饮之法调理。

甘菊二钱　霜桑叶三钱　桑白皮一钱五分　紫苏梗一钱　紫苏叶一钱　羚羊角五分　酒黄芩一钱五分　广陈皮一钱五分　枳壳一钱五分(炒)　建曲二钱　槟榔炭二钱　藿香八分　生甘草一钱

引用鲜芦根二支(切碎)

【按语】生建曲可消食化滞、理气化湿、发散风寒,可用于食滞不化或兼感风寒者。因慈禧外感风寒兼滞热未清,应解表兼消食化滞,故此处用生建曲三钱。

(二)黄连

姚宝生除根据病情变化选用不同炮制方法的黄连,还十分重视黄连的产地,特指用川黄连。《名医别录》记载:"黄连生巫阳川谷及蜀郡、太山。二月、八月采。"《新修本草》记载:"蜀道者粗大节平,味极浓苦。"可见,自古以四川出产的黄连效果最好。黄连始载于《神农本草经》,列为上品,历代本草书籍均有记载。其性寒、味苦,归心、肝、胃、大肠经,为中医临床常用的清热燥湿、泻火解毒主药之一。黄连具有酒制、姜制、吴茱萸制、土制、炒炭等多种炮制方法,不同的炮制方法其作用也各有侧重。从古到今,黄连的炮制经过了一个从简到繁,又从繁到简的发展过程。到明清代,炮制理论、炮制技术趋向成熟定型。《本草蒙筌》记载:"火在上炒以醇酒;火在下炒以通便;实火以朴硝,虚火酽

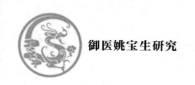

醋；痰火姜汁；伏火盐汤；气滞火同吴茱萸；血瘕火拌干漆末；食积泻亦可服，陈壁土研炒之；肝胆火盛呕吐，必求猪胆汁炒；又治赤眼，人乳浸蒸或点或吞，立能劫痛。"《本草纲目》中将炮制方法与临床相结合，论述黄连炮制"治本脏之火，则生用之；治肝胆之实火，则以猪胆汁浸炒；治肝胆之虚火，则以醋浸炒；治上焦之火，则以酒炒；治中焦之火，则以姜汁炒；治下焦之火，则以盐水或朴硝研细调水和炒；治气分湿热之火，则以吴茱萸浸炒；治血分块中伏火，则以漆末调水炒；治食积之火，则以黄土研细调和炒"。《幼科释谜》中还记述了黄连炒炭用。姚宝生善用黄连，其医案中常用生黄连、酒黄连、姜黄连、萸连、姜黄连炭、酒黄连炭等。

1.生黄连

黄连生用具有清热燥湿、泻心火之功效。《神农本草经百种录》曰："凡药能去湿者必增热，能除热者必不能去湿，惟黄连能以苦燥湿，以寒除热，一举两得，莫神于此。"可用其治疗热病、疮肿毒、热盛火炽、壮热、烦躁。

2.酒黄连

《类证活人书》记载："以无灰好酒浸面上约一寸，以重汤熬干。"

《扁鹊心书》用"酒洗（炒）"。

《三因极一病证方论》记载："不以多少，燎去须，酒浸银器中，重汤煮，漉出晒干，添酒煮七次止。"

《丹溪心法》记载："半斤，净酒二升浸，以瓦器置甑上蒸至烂，取出晒干。"

酒炙能引药上行，缓和寒性，免伤脾胃。酒黄连可清头目之火，用于目赤肿痛、口舌生疮的治疗。

【医案】

　　五月初四日申刻（年份不详），姚宝生请得慈禧太后脉息左关弦而稍数、右寸关滑数，肝脾有热，湿热上蒸，头目不清，气道稍觉不畅。今用调中清热化湿之法调理。

　　云茯苓四钱　　广陈皮一钱五分　　焦茅苍术一钱五分　酒黄连一钱（研）　酒黄芩一钱五分　　泽泻一钱五分　　生杭白芍三钱　　生地黄二钱　　炙香附二钱　　枳壳一钱五分（炒）　建曲二钱（炒）　甘草一钱

　　引用淡竹叶一钱

　　3.姜黄连

　　《普济方》记载："宣连一两，生姜四两，一处以慢火炒，令姜干脆色深，去姜，取连捣末。"

　　《小儿卫生总微论方》记载："生姜（二两，切棋子大）、黄连（去须，二两，锉豆大，二味同炒紫黑色）"。

　　姜炙黄连能缓和其过于苦寒之性，增强其止呕作用，可用于胃热呕吐的治疗。

【医案】

　　光绪三十二年九月初二日，张仲元、姚宝生请得皇太后脉息左关沉弦，右关稍滑，肠胃欠和。今谨拟理脾化湿之法调理。

　　生白术二钱五分　党参一钱五分　　茯苓三钱　　广陈皮八分（研）　神曲二钱（炒）　姜连四钱（研）　甘草六分

　　引用广陈皮八分

　　4.萸连

　　《圣济总录》记载："去须一两，用吴茱萸半两同炒，以吴茱萸

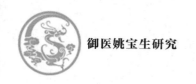

黑色为度,放地上出火毒,不用茱萸。"

《寿世保元》记载:"吴茱萸煎汤炒。"

吴茱萸辛热,以气胜;黄连苦寒,以味胜。用吴茱萸制黄连,一冷一热,阴阳相济,无偏胜之害,抑制其苦寒之性,增强降逆之功效,使黄连寒而不滞,以清气分湿热,散肝胆郁火,以和胃气,可用于治积滞内阻、火湿蕴热、嘈杂吞酸、胸院痞满、泄泻或下痢、湿热郁滞肝胆等证。

【医案】

光绪三十三年四月二十五日,姚宝生请得皇太后脉息左关稍弦、右寸关滑而稍数,脾胃蓄有湿热。今谨拟调中化湿之法调理。

洋参一钱五分　党参二钱　黄连四分(研)　泽泻八分云茯苓三钱　甘菊二钱

引用霜桑叶三钱

5.姜黄连炭、酒黄连炭

《济阴纲目》记载:"炒黑。"

《幼科释谜》记载:"烧存性。"

炒炭可增强黄连的止泻和止血作用,用于久泄下痢、肠僻脓血、心火亢盛、烦躁不眠及迫血妄行所致的吐血、衄血等病证。

【医案1】

光绪三十一年三月二十二日,姚宝生请得慈禧太后脉息左关弦而近数、右寸关滑而稍数,肝经有热,脾胃湿饮见好,稍有未和。今用和中化湿之法调治。

云茯苓四钱　广陈皮一钱五分　焦茅苍术一钱五分(土炒)　砂仁一钱五分(研)　扁豆三钱(炒)　霍梗八分

姜黄连炭一钱　泽泻一钱五分　炙香附二钱　槟榔炭二钱
煨木香八分　甘草一钱

　　引用酒白芍二钱

【医案2】

　　光绪三十一年六月初九日，姚宝生请得慈禧太后脉息左关弦而近数、右寸关沉滑稍数，肝经有火，肠胃蓄有湿滞。今用调中化湿之法调理。

　　云茯苓四钱　陈皮一钱五分　焦茅苍术一钱五分　炙厚朴一钱五分　槟榔炭三钱　薏苡仁四钱（炒）　煨木香一钱五分　藿梗一钱　黄连炭一钱五分　车前子二钱（包煎）甘草一钱

　　引用扁豆二钱（炒）

【医案3】

　　光绪三十一年八月十四日，姚宝生请得慈禧太后脉息左关沉弦而近数、右寸关沉滑稍数，肝经有热，肠胃气道不和，稍蓄湿滞，以致大关防作泻，胃气稍觉不畅。今用和中化湿之法调理。

　　云茯苓四钱　广陈皮一钱五分　焦茅苍术一钱五分（土炒）　扁豆四钱（炒）　黄连炭一钱五分　煨木香一钱五分　焦槟榔三钱　泽泻二钱　谷芽三钱（炒）　砂仁一钱（研）　甘草一钱

　　引用霜桑叶二钱

【医案4】

　　光绪三十三年十一月初七日，张仲元、姚宝生请得老佛爷脉息左关弦而稍数，右寸关滑数，肝经有火，肺胃蓄有饮热，膈间气道欠舒。今议用清热化饮之法调理。

151

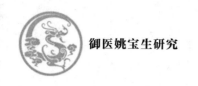

> 甘菊三钱　霜桑叶三钱　苦桔梗二钱　酒黄芩二钱
> 橘红一钱（老树）　枳壳二钱（炒）　竹茹二钱　槟榔炭二钱
> 泽泻一钱五分　酒黄连炭一钱五分（研）　密蒙花三钱　甘
> 草八分
> 　　引用灯心草一支

（三）白芍

白芍是浙八味中的重要一味，是浙江重要的道地药材，在浙江以东阳和磐安两地栽培面积最大，俗称杭白芍，而安徽亳州等地栽培者俗称亳白芍。据《东阳县志》记载，杭白芍自宋代开始就已有种植，至今已有近千年种植史。因此，浙江所产杭白芍的质量为最佳。

白芍性寒凉，味苦酸，具有补血柔肝、平肝止痛、敛阴收汗等功效，可治疗阴虚发热、月经不调、泻痢腹痛等病症。

通过不同的炮制方法制作的白芍可起到不同的作用。酒炒引药上行，增强活血作用，偏寒者可用酒炒。疏肝和脾多炒用，可缓和其酸寒之性，防伤脾胃。炒焦取其凉血之功；炒炭取其止血之功；土炒取其健脾之功；醋炒增强其柔肝止痛的作用。

1.生杭白芍

白芍性寒凉，味苦酸，具有补血柔肝、平肝止痛、敛阴收汗等功效，生用的敛阴平肝作用较强。

【医案1】

光绪三十二年十月二十八日，姚宝生请得到皇太后脉息左关沉弦、右关稍滑，气血日充。今谨拟养肝调中之法调理。

霜桑叶二钱　桂枝一钱　生杭白芍一钱五分　当归身一钱　广陈皮一钱　广砂仁一钱（研）　甘菊一钱五分　柴胡八分

引用麦冬二钱

【医案2】

光绪三十二年十月二十九日，姚宝生请得到皇太后脉息左关沉弦、右关稍滑，气血日充。今谨拟养肝调中之法调理。

霜桑叶二钱　桂枝一钱　生杭白芍一钱五分　当归身一钱　广陈皮一钱　炙香附一钱　甘菊一钱五分　柴胡八分

引用麦冬二钱

【医案3】

光绪三十二年十月三十日，姚宝生请得到皇太后脉息左关沉弦、右关稍滑，气血日充。今谨拟养肝调中之法调理。

霜桑叶二钱　桂枝一钱　生杭白芍一钱五分　柴胡八分　牡丹皮七分　广陈皮一钱　炙香附一钱　甘菊一钱五分

引用麦冬二钱

【按语】肝木欠舒，以致胁下作痛，故以生杭白芍补血柔肝、平肝止痛，以香附解郁和肝、调理气机。

2.酒杭白芍

《珍珠囊》载白芍："酒浸行经，止中部腹痛。"

酒炒白芍能降低其酸寒之性，善于和中缓急，多用于胁肋疼痛、腹痛的治疗。

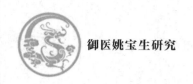
【医案】

二月初二日(年份不详),姚宝生看得垣大奶奶脉息左关沉弦、右寸关滑而稍数,中气稍和,呕吐见好,唯肝木未舒、胁下时作串痛。今用舒肝理气之法调治。

酒杭白芍四钱　延胡索二钱(炒,研)　怀牛膝三钱川芎一钱五分　茯苓四钱　枳实一钱五分(炒)　炙厚朴二钱　广砂仁一钱五分(研)　焦茅苍术一钱五分　姜黄连一钱五分　煨木香一钱五分　甘草一钱

引用佛手柑一钱

3.焦酒杭白芍

《医宗金鉴》记载:"白芍炒焦"。

白芍炒焦取其凉血之功效。

【医案】

二月初五日(年份不详),姚宝生看得垣大奶奶脉息左关沉弦、右寸关缓滑,中气渐和,唯肝木欠舒、胸胁有时串痛。今用舒肝调脾之法调治。

焦酒白芍四钱　当归四钱　炙香附三钱　丹参三钱云茯苓四钱　焦白术二钱(土炒)　焦枳实二钱　乌药一钱五分　祁艾炭三钱　广砂仁一钱五分(研)　吴萸连一钱五分　炙甘草一钱

引用佛手柑一钱五分

(四)茅苍术

苍术生品温燥而辛烈,归脾、胃、肝经,化湿和胃功效强,而且能走表祛风湿。苍术炮制后可缓解其燥性;麸炒后可缓

和其燥性,气变芳香,能增强健脾燥湿的作用;炒焦后辛燥之
性大减,用于固肠止泻;米泔水制后可缓其燥性,去掉部分油
质,并能增强健脾作用;土炒后可增强其健脾止泻的作用。
《本草纲目》有"苍术性燥,故以糯米泔浸去其油,切片焙干用,
亦有用脂麻同炒,以制其燥者"的阐述。

1.麸炒苍术

麸炒或土炒制后可使苍术辛性减弱,燥性缓和,气变芳
香,健脾和胃的作用增强,多用于脾胃不和、痰饮停滞、脘腹痞
满等证。

【医案】

光绪三十一年三月二十五日,姚宝生请得慈禧太后脉
息左关稍弦、右寸关滑而近数,肝胃有热,气道欠和。今用
调中化饮之法调理。

云茯苓三钱　广陈皮一钱五分　茅苍术一钱五分
(炒)　党参一钱五分　炙厚朴一钱　砂仁一钱(研)　炙
香附二钱　姜黄连一钱(研)　生杭白芍三钱　藿梗八分
神曲二钱(炒)　甘草一钱

引用佛手柑一钱

2.焦苍术

苍术焦制后其辛燥之性大减,主要起到固肠止泻的作用。

【医案1】

光绪三十二年五月初六日,庄守和、姚宝生请得老佛
爷脉息左关沉弦,右寸关缓滑,肝脾欠和,肠胃蓄湿未净。
今议用醒脾化湿之法调理。

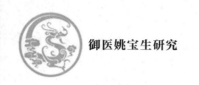

生白术二钱　党参三钱（土炒）　焦茅术一钱五分　云茯苓四钱　扁豆三钱（炒）　薏苡仁四钱（炒）　煨木香八分　黄连一钱五分　车前子三钱（包煎）　广陈皮一钱　砂仁一钱（研，炒）　甘草一钱

引用鲜荷叶半张

【医案 2】

光绪三十一年三月二十一日未刻,姚宝生请得慈禧太后脉息左关弦而近数、右寸关滑而稍数,肝经郁热,脾胃不和,稍蓄湿饮。今用调中化湿之法调理。

云茯苓四钱　广陈皮一钱五分　焦茅苍术二钱（土炒）　砂仁一钱五分（研）　煨木香一钱　霍梗一钱　姜黄连炭一钱五分（研）　泽泻一钱五分　香附炭二钱　扁豆三钱（炒）　槟榔炭三钱　甘草一钱

引用炙厚朴四分

【医案 3】

光绪三十一年三月二十二日,姚宝生请得慈禧太后脉息左关弦而近数、右寸关滑而稍数,肝经有热,脾胃湿饮见好,稍有未和。今用和中化湿之法调治。

云茯苓四钱　广陈皮一钱五分　焦茅苍术一钱五分（土炒）　砂仁一钱五分（研）　扁豆三钱（炒）　霍梗八分　姜黄连炭一钱　泽泻一钱五分　炙香附二钱　槟榔二钱炭　煨木香八分　甘草一钱

引用酒白芍二钱

【医案 4】

光绪三十一年三月二十四日,姚宝生请得慈禧太后脉息左关稍弦、右寸关滑而近数,肝经有热,肠胃气道未和。今用调中化饮之法调理。

云茯苓四钱　广陈皮一钱五分　焦茅苍术二钱　炙厚朴八分　姜黄连一钱二分(研)　木香八分　炙香附二钱　酒白芍三钱　盐砂仁一钱五分(研)　甘草一钱

引用霍梗七分

3.苍术炭

苍术经炒炭化后，燥湿的作用减弱，而健脾止泻的作用增强，寓有补泻之意。

【医案1】

光绪三十一年六月十四日，姚宝生请得慈禧太后脉息左关沉弦稍数、右寸关滑而近数，肝火未平，肠胃湿热未清。今用清热化湿之法调理。

云茯苓四钱　扁豆四钱　广陈皮一钱五分　霍梗一钱　槟榔炭一钱五分　酒黄连一钱五分(研)　茅苍术炭一钱五分　甘草一钱

引用煨木香八分

【医案2】

光绪三十一年六月十六日，姚宝生请得慈禧太后脉息左关沉弦稍数、右寸关滑而近数，肝胃有火，湿热未清。今用清热化湿之法调理。

云茯苓四钱　扁豆四钱　槟榔炭三钱　酒黄连一钱五分(研)　茅苍术炭一钱　陈皮一钱五分　杭白芍三钱(炒)　甘草一钱

引用煨木香八分

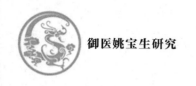

（五）白术

白术是道地药材，最早载于《神农本草经》，产于浙江临安於潜、昌化、天目山一带的野生白术又名天生术。白术素有"北参南术"之称，具有补脾益气、化湿利水、消积止泻、固表止汗、去寒暖胃、增进食欲之功效。

《医学启源》记载白术"除湿益燥，和中益气，温中，去脾胃中湿，除胃热，强脾胃，进饮食，止渴，安胎"；《神农本草经》记载白术"气味甘温，无毒，治风寒湿痹、死肌、痉疸，止汗、除热、消食"；《药性赋》记载白术"味甘，气温，无毒，可升可降，阳也。其用有四：利水道，有除湿之功效；强脾胃，有进食之功效；佐黄芩，有安胎之能；君枳实，有消痞之妙"。

白术生用，以健脾燥湿、利水消肿为主，用于痰饮、水肿、风湿痹痛等。土炒白术，借土气助脾，补脾止泻力胜，用于脾虚食少、泄泻便溏等。麸炒白术能缓和其燥性，借麸入中，增强健脾作用，用于脾胃不和、运化失常、食少胀满、倦怠乏力、表虚自汗等。

1.生白术

生白术，味苦甘，性温，归脾、胃经，有燥湿健脾、利水通便之功效。

【医案1】

光绪三十二年五月初七日，庄守和、姚宝生请得老佛爷脉息左关沉弦，右寸关缓滑，肝脾欠和，化湿较慢。今议用益气健脾化湿之法调理。

党参一钱五分　白术二钱（炒）　白茯苓三钱　甘草一钱　人参三分　生姜三片　红枣肉三个

【医案2】

光绪三十二年八月初二日，张仲元、姚宝生请得皇太后脉息左关稍弦，右关滑缓，肠胃欠和，稍有寒湿。今谨拟益气理脾化湿之法调理。

人参一钱 党参二钱五分 生白术一钱五分 茯苓三钱 桂枝八分 广砂仁八分（研） 薏苡仁四钱（炒）茅苍术八分

引用生姜二片、红枣肉三个

【医案3】

光绪三十二年九月初三日，张仲元、姚宝生请得皇太后脉息左关沉弦，右关稍滑，肠胃欠和，为有余滞。今谨拟理脾兼化滞之法调理。

生白术二钱五分 人参一钱 枳壳一钱五分（炒）木香七分（煨） 神曲二钱（炒） 生姜三片 炙甘草八分

引用一捻金四分（煎）

2.焦白术

焦白术的主要功效为温化寒湿、收敛止泻。

【医案1】

光绪三十一年十一月十六日，姚宝生看得垣大奶奶脉息左关沉弦、右寸关弦而稍滑，肝郁欠舒，血气未和，胁下有时作痛。今用理气和血之法调治。

党参三钱 焦白术三钱（土炒） 云茯苓四钱 全当归四钱 砂仁一钱五分（研） 煨木香一钱五分 祁艾三钱（炒） 厚肉桂一钱（研） 吴茱萸八分（研） 黄连八分（研） 枳实一钱五分（炒） 酒白芍四钱 炙甘草一钱

引用炙香附一钱

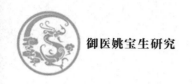

【医案2】

光绪三十一年十一月十七日,张仲元、姚宝生看得垣大奶奶脉息左关沉弦,右寸关弦而稍涩,肝郁欠舒,血气未和,胁下有时作疼。今用理气和血之法调治。

党参三钱　焦白术三钱　云茯苓四钱　全当归四钱砂仁一钱五分(研)　煨木香一钱五分　祁艾三钱(炭)厚肉桂一钱(研)　吴茱萸八分(研)　黄连八分(研)　白芷一钱(炒)　酒白芍四钱　炙甘草一钱

引用炙香附一钱

【医案3】

光绪三十一年十一月十八日,张仲元、姚宝生看得垣大奶奶脉息左关稍弦,右寸关沉滑,诸症均好,唯气血稍有未和。今议用理气和血之法调治。

党参三钱　焦白术三钱　云茯苓四钱　全当归三钱砂仁一钱　煨木香一钱　祁艾二钱(炭)　厚肉桂八分(研)　吴茱萸八分(研)　黄连八分(研)　白芷一钱(炒)酒白芍四钱　炙甘草一钱

引用炙香附一钱

3.土炒白术

土炒白术的主要功效为健脾和胃、止呕止泻。

【医案1】

光绪三十二年二月初七日,姚宝生看得垣大奶奶脉息左关稍弦、右寸关滑软,中气已和,唯肝木欠舒、脾土虚弱。今用舒肝理脾之法调治。

焦酒白芍四钱　当归身三钱　炙香附三钱　祁艾三钱（炒）　怀牛膝三钱　丹参四钱　云茯苓四钱　白术二钱（土炒）　萸连炭二钱　广砂仁一钱五分（研）　台乌药二钱　炙甘草一钱

引用乌梅肉二钱（炒）

【医案2】

二月十六日（年份不详），姚宝生看得垣大奶奶脉息左关沉弦、右寸关缓滑，肝木欠和，胃脘稍蓄饮滞，有时呕吐。今用疏肝和胃之法调治。

酒杭白芍四钱　当归三钱　炙香附三钱　青皮一钱五分（炒）　云茯苓四钱　法半夏二钱（研）　广陈皮二钱　白术一钱五分（土炒）　焦茅苍术一钱五分（土炒）　厚朴二钱　萸连二钱（研）　甘草一钱

引用藿梗八分

4.白术炭

白术炒炭化后，其健脾止泻的作用增强。

【医案】

光绪三十二年四月十六日酉刻，姚宝生请得慈禧太后脉息左关弦数、右寸关滑数，肝胃有热，脾元欠畅，湿饮上蒸。今用调中清热化饮膏调理。

云茯苓六钱　广陈皮三钱　酒黄芩四钱　知母三钱甘菊五钱　羚羊角二钱五分　焦枳壳四钱　泽泻四钱茅苍术炭一钱五分　白术炭一钱五分　神曲六钱（炒）焦槟榔三钱　甘草二钱

共以水煎透，去渣，再熬，浓汁稍兑炼蜜收膏，每服二钱，开水冲服

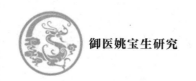

【按语】慈禧太后平素嗜食肥甘厚味,损伤脾胃,湿热蕴于肠胃,稍有饮食过量,则胃纳不消,食滞不化,发为泄泻,故茅苍术炭、白术炭共用,以固涩燥湿;云茯苓、陈皮、泽泻共用,以健脾利湿;酒黄芩、知母、甘菊、羚羊角共用,以平肝疏肺清热,清肝胃肺之热;焦槟榔、神曲共用,以消食化滞。

(六)大黄

大黄味苦,性寒,具有泻下攻积、清热泄火、解毒、活血化瘀的功能,用于便秘、胃肠实热积滞。生大黄,苦寒,沉降,气味重浊,走而不守,直达下焦,泻下作用峻烈,攻积导滞、泄火解毒力强。《神农本草经》记载其"主下瘀血,血闭,寒热,破症瘕积聚,留饮宿食,荡涤肠胃,推陈致新,通利水谷,调中化食,安和五脏"。不同炮制方法制成的大黄,其作用亦不同:生大黄泡服或入汤剂(后下),偏急下;炒大黄缓下;酒大黄活血消瘀;大黄炭止血;醋制大黄活血消瘀。

1.熟大黄

熟大黄多为酒蒸,泻下作用缓和,腹痛等不良反应减轻,活血祛瘀之功效增强。

【医案1】

正月二十九日(年份不详),姚宝生看得垣大奶奶脉息左关沉弦、右寸关滑而稍数,肝木未舒,肺胃蓄有饮热,荣分已行,唯胁下尚觉串痛,仍不时呕吐。今用调中舒肝之法调治。

酒杭白芍三钱　香附三钱(炙)　乌药二钱　青皮一钱五分(炒)　云茯苓四钱　姜黄连一钱五分　厚朴二钱(炙)　槟榔三钱(炒)　焦茅苍术一钱五分　枳壳二钱(炒)　熟大黄三钱　甘草一钱

引用藿梗八分

【医案2】

　　光绪三十二年八月二十九日，张仲元、姚宝生请得皇太后脉息左关沉弦，右关缓滑，肠胃积有郁热。今谨拟通解之法调理。

　　生神曲二钱　　山楂三钱（炒）　　枳实一钱五分（炒）熟大黄二钱　　栝楼仁二钱（研）　　元明粉一钱五分（后煎）甘草六分

　　水煎去渣，再入元明粉煎两沸，温服

2.大黄炭

大黄炭泻下作用极微，具有止血作用。

【医案】

　　三月二十日（年份不详），姚宝生看得三格格脉息左关稍弦、右寸关沉滑，外感已好，唯肺胃饮热未清、气道欠畅。今用清热化饮之法调治。

　　酒黄芩二钱　　川贝母二钱（研）　　桑白皮叶三钱　　知母二钱　　细生地黄三钱　　栝楼三钱（研）　　焦枳实二钱大黄炭一钱五分　　神曲三钱（炒）　　橘红一钱　　淡竹叶一钱五分　　甘草一钱

（七）麦冬

　　麦冬滋阴润肺、益胃生津，清心除烦。《本草汇言》："麦门冬，清心润肺之药也，味甘平，能益肺金，味苦性寒，能降心火，体润质补，能养肾髓。"麦冬分去芯麦冬和带芯麦冬之分。

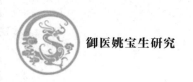

1.去芯麦冬

麦冬在炮制上多润透后去芯、晒干入药(《金匮玉函经》:"微润,抽去心")。因此,麦冬多为去芯麦冬,具有养阴润肺、益胃生津之功效。

【医案】

光绪三十一年二月二十三日,姚宝生谨拟慈禧太后清热化湿代茶饮。

甘菊二钱　桑白皮一钱五分　桑叶一钱五分　酒黄芩一钱　云茯苓四钱　羚羊角四分　枳壳一钱(炒)　麦冬三钱　鲜芦根二支(切碎)

2.带芯麦冬

带芯麦冬清心火之力最强,除可养阴润肺、益胃生津外,又具有清心除烦之功效。

【医案1】

光绪三十一年二月二十四日,姚宝生谨拟慈禧太后清热养阴代茶饮。

甘菊三钱　霜桑叶三钱　羚羊角五分　带芯麦冬三钱　云茯苓四钱　广陈皮一钱五分　枳壳一钱五分(炒)鲜芦根二支(切碎)

【医案2】

光绪三十一年二月二十五日,姚宝生谨拟慈禧太后清热理气代茶饮。

甘菊三钱　霜桑叶三钱　羚羊角五分　带芯麦冬三钱　云茯苓四钱　枳壳一钱五分(炒)　广陈皮一钱五分谷芽三钱(炒)

【医案3】

　　光绪三十一年二月二十六日,姚宝生谨拟慈禧太后清热理气代茶饮。

　　甘菊三钱　霜桑叶三钱　羚羊角五分　带芯麦冬三钱　云茯苓四钱　枳壳一钱五分(炒)　泽泻一钱五分　谷芽三钱(炒)

　　【按语】医案中使用带芯麦冬意在清心除烦、养阴润肺、益胃生津,与甘菊共用,可平胃中之火,而不损胃气。

　　3.朱麦冬

　　朱麦冬为朱砂细粉与麦冬拌之,主要功效为清心除烦,多用于心烦失眠、心烦躁动之证。

【医案】

　　光绪三十三年九月初二日,姚宝生请得慈禧太后脉息左关弦数、右寸关滑数有力,肝经有火,肺胃饮热上蒸,气道稍欠舒畅。今用养阴宣郁、引热下行之法调理。

　　细生地黄三钱　甘菊二钱　羚羊角一钱五分　泽泻二钱　云茯苓四钱　广陈皮一钱五分　酒黄芩二钱　川贝母二钱(研)　焦枳壳二钱　谷芽三钱(炒)　朱麦冬三钱　甘草一钱

　　引用知母二钱(酒炒)

　　【按语】姚宝生合用生地黄与朱麦冬,具有清心除烦安神之功效。

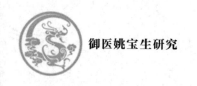

第三节 用药灵活,选取药物不同部位用药

一、当归(全当归、当归身、当归尾)

当归甘辛,温,入心、肝、脾经。当归具有补血活血、调经止痛、润肠通便的功效。《本草正》记载:"当归,其味甘而重,故专能补血,其气轻而辛,故又能行血,补中有动,行中有补,诚血中之气药,亦血中之圣药也。大约佐之以补则补,故能养营养血,补气生精,安五脏,强形体,益神志,凡有形虚损之病,无所不宜。"

当归分为当归头、当归身、当归尾、当归须、全当归。不同的部位其功能也不完全相同。当归头和当归尾偏于活血、破血;当归身偏于补血、养血;当归须偏于活血通络。因此,补血宜用当归身,活血宜用当归尾,和血宜全当归。《汤液本草》云:"当归,入手少阴,以其心主血也;入足太阴,以其脾裹血也;入足厥阴,以其肝藏血也。头能破血,身能养血,尾能行血,用者不分,不如不使。若全用,在参、芪皆能补血;在牵牛、大黄皆能破血,佐使定分,用者当知。从桂、附、茱萸则热;从大黄、芒硝则寒。惟酒蒸当归,又治头痛,以其诸头痛皆属木,故以血药主之。"

（一）全当归

全当归具有补血和血之功效，姚宝生常合用当归与白芍以养血和血。

【医案1】

光绪三十二年二月十三日，张仲元、姚宝生请得老佛爷脉息左关弦数，右寸关滑而近数，肝经有热，肠胃气道欠舒。今议用养阴理脾膏调理。

生杭白芍六钱 羚羊角二钱 全当归五钱 条芩五钱 柏子仁五钱（研） 人参三钱 枳壳三钱（炒） 生白术四钱 木香二钱 茯神六钱 广砂仁四钱（研） 甘草三钱

共以水煎透，去渣，再熬浓汁，兑炼蜜为膏，每服三钱，白开水冲服

【医案2】

光绪三十二年三月初二日，姚宝生看得顺承郡王福晋脉息左关稍弦、右寸关浮滑，气道欠舒，稍感风寒，余热未清。今用调和营卫之法调治。

生白术一钱五分 陈皮一钱五分 云茯苓三钱 桑葚三钱 酒黄芩二钱 带穗荆芥一钱五分 全当归四钱 酒白芍三钱 女贞子三钱 栀子二钱（炒） 建曲三钱（炒） 甘草一钱

引用薄荷梗八分

【按语】当归甘辛，温，补血活血，调经止痛，为血中之气药，长于动而活血；白芍苦酸微寒、养血敛阴。当归与白芍配伍，一动一静，有养血理血之功效。

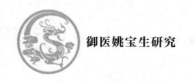

【医案3】

二月初三日(年份不详),姚宝生看得垣大奶奶脉息左关沉弦、右寸关缓滑,中气渐和,呕吐已止,唯胁下时有串痛、荣分欠调。今用舒肝调经之法调治。

酒杭白芍四钱　炙香附三钱　全当归四钱　川芎一钱五分　广砂仁二钱(研)　炙厚朴二钱　乌药二钱　祁艾炭二钱　酒黄连一钱五分(研)　炙茯苓四钱　甘草一钱

引用佛手柑一钱

【按语】川芎活血行气,祛风止痛,上行头目,下行血海,味辛升散而不守,能温通血脉、活血祛瘀以调经,行气开郁而止痛。全当归养血活血,调经止痛,甘温而润,辛香善于行走。二药为伍,也叫"佛手散",可以通达气血、散瘀止痛,可使补而不滞、补中有散。

(二)当归身

当归身偏于补血、养血。

【医案1】

光绪三十二年二月二十七日酉刻,姚宝生看得顺承郡王福晋脉息左关沉弦、右寸关滑软,两尺虚弱,阴分不足,脾元郁而太弱。今用养阴扶脾之法调治。

酒当归身四钱　香附三钱　焦酒白芍三钱　熟地三钱　云茯苓四钱　白术一钱五分(炒)　煨木香一钱五分　缩砂二钱(研)　广陈皮一钱五分　黄连一钱五分　盐泽泻二钱　甘草一钱

引用灯心草二支

【医案2】

　　光绪三十二年十月初七日，张仲元、姚宝生请得皇太后脉息右关沉滑，神力皆好，气血日充。今谨拟益气养荣之法调理。

　　人参一钱二分　生白术二钱　广陈皮一钱　神曲二钱（炒）　桂枝一钱　炙香附八分　当归身一钱　炙甘草六分

　　引用酒白芍一钱

【医案3】

　　光绪三十二年十月初八日，张仲元、姚宝生请得皇太后脉息右关沉滑，神力皆好，气血日充。今谨拟益气养荣之法调理。

　　人参一钱二分　生白术二钱　广陈皮一钱　神曲二钱（炒）　桂枝一钱　炙香附八分　当归身一钱　炙甘草六分

　　引用红枣肉二个

【按语】因阴分不足，故用当归身补血养血，配伍熟地、酒白芍滋阴养血，红枣补气养血。

（三）当归尾

当归尾偏重于补血、活血。

【医案1】

　　三月初四日（年份不详），姚宝生看得垣大奶奶脉息左关弦数、右寸关滑数，肝胃有火，风热上蒸，以致右耳下以及偏后项筋疼痛肿硬、身肢发热、两胁串痛。今用清肝稍佐舒肝之法调治。

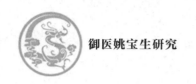

连翘三钱　霜桑叶三钱　浙贝母二钱　金银花二钱
荆芥二钱　夏枯草三钱　薄荷八分　赤芍三钱　当归尾
三钱　酒栀子一钱五分　木通八分　甘草一钱

引用广陈皮一钱五分

【医案2】

三月初五日（年份不详），姚宝生看得垣大奶奶脉息左
关弦数、右寸关滑数，肝胃有火，风热上蒸稍退，左胁串疼，
右耳项下疼痛肿硬。今用清解舒肝之法调治。

连翘三钱　浙贝母二钱　金银花三钱　牛蒡子三钱
（研）薄荷八分　银柴一钱五分　赤芍三钱　夏枯草三
钱　当归尾三钱　没药三钱（炒）　酒栀子二钱　生甘草
一钱

引用熟大黄一钱

【医案3】

三月初七日（年份不详），姚宝生看得垣大奶奶脉息左
关弦数、右寸关滑而近数，风热见退，寒热渐平，唯肝经郁
热未舒、左胁串疼、右耳项下疼痛肿硬。今用清热舒肝之
法调治。

连翘三钱　浙贝母二钱　金银花三钱　牛蒡子三钱
（研）银柴一钱五分　酒栀子二钱　薄荷八分　枳壳一
钱五分（炒）　当归尾三钱　赤芍三钱　川芎一钱五分
生甘草一钱

引用夏枯草三钱

【医案4】

三月初八日（年份不详），姚宝生看得垣大奶奶脉息左
关弦数、右寸关滑而近数，身肢寒热渐平，唯肝经郁热未
清、右耳项下疼痛肿硬、左胁时作串痛。今用清热舒肝之
法调治。

连翘三钱　浙贝母二钱　金银花三钱　柴胡一钱五分　薄荷六分　夏枯草三钱　赤芍三钱　当归尾三钱川芎一钱五分　广陈皮一钱五分　神曲三钱（炒）　甘草一钱

引用灯心草二支

【医案5】

三月初九日（年份不详），姚宝生看得垣大奶奶脉息左关弦而稍数、右寸关滑而近数，肝经郁热未清，耳后项筋疼痛肿硬。今用清热舒肝之法调治。

连翘三钱　浙贝母二钱　柴胡一钱五分　夏枯草三钱　薄荷六分　赤芍三钱　当归尾三钱　川芎一钱五分广陈皮一钱五分　神曲三钱　甘草一钱　没药一钱五分（炒）

引用灯心草二支

【医案6】

三月初十日（年份不详），姚宝生看得垣大奶奶脉息左关弦而稍数、右寸关滑而近数，肝经郁热未清，耳后及项筋肿硬疼痛。今用清肝宣郁之法调治。

连翘三钱　浙贝母二钱　柴胡一钱五分　夏枯草三钱　桔梗二钱　赤芍三钱　当归尾三钱　没药二钱（炒）川芎一钱五分　广陈皮一钱五分　神曲三钱（炒）　甘草一钱

引用灯心草二支

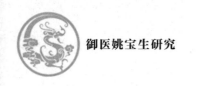

二、橘红与橘络

橘红消痰、利气、宽中、散结。《药品化义》记载："橘红,辛能横行散结,苦能直行下降,为利气之要药。盖治痰须理气,气利痰自愈,故用入肺脾,主一切痰病,功居诸痰药之上。"橘络通经络、舒气机,驱皮里膜外积痰,消除胀满之证。

【医案】

　　光绪三十三年三月初二日,姚宝生谨拟慈禧太后调中化湿饮。

　　薄橘红一钱五分　　炙厚朴七分　　谷芽三钱(炒)　　银柴胡八分　　酒黄芩一钱五分　　橘络三钱

　　引用霜桑叶三钱

【按语】橘红的功效以理气化痰为主,橘络的功效以通经络、消胀止痛为主。二药为伍,一利一通,相互促进,可增强化痰消胀之功效。厚朴健胃消食、下气宽中、燥湿消痰;谷芽消食化积、健脾开胃;银柴胡清虚热;黄连清热燥湿。上述诸药合用,共奏健脾化痰、燥湿清热之功效。

三、紫苏(紫苏叶、紫苏梗、苏子)

紫苏叶辛,温,归肺、脾经,具有解表散寒、行气和胃之功效。紫苏叶能散表寒,发汗力较强,用于风寒表证,见恶寒、发热、无汗等症;如表证兼有气滞,则可与香附、陈皮等同用。紫苏叶用于脾胃气滞、胸闷、呕恶,常与藿香配伍应用。《本草纲目》记载:"紫苏,近世要药也。其味辛,入气分,其色紫,入血分。故同橘皮、砂仁，则行气安胎；同藿香、乌药，则温中止痛；同香附、麻黄，则发汗解肌；同川芎、当归，则和血、散血；同木瓜、厚朴，则散湿解暑，治霍乱、脚气；同桔梗、枳壳，则利膈宽肠；同杏仁、莱菔子，则消痰定喘。"

紫苏的叶、茎、果实均可用药，且作用各不相同。紫苏叶轻扬，具有疏散肺闭、宣通肌表、泄风化邪之功效，多用于风寒外感。紫苏梗开泄里气、解结止痛、开胃醒脾。苏子具有降气消痰、止嗽润肺之功效。《本草正义》记载："紫苏，芳香气烈。外开皮毛，泄肺气而通腠理；上则通鼻塞、清头目，为风寒外感灵药；中则开胸膈、醒脾胃、宣化痰饮，解郁结而利气滞。今人恒以茎、叶、子三者分主个症。盖此物产地不同，形状亦别，多叶者其茎亦细，而茎杆大者，则叶又少，故分析辨治，尤为精切。叶本轻扬，则风寒外感用之，疏散肺闭，宣通肌表，泄风化邪，最为敏捷。茎则质坚，虽亦中空，而近根处伟大丰厚，巨者径寸，则开泄里气用之，解结止痛，降逆定喘，开胃醒脾，固与开泄外感之旨不同。而子则滑利直下，降气消痰，止嗽润肺，又是别有意味。此今人选药之密，已与宋金元明不同，不可谓非药物学之进境者。"

(一)紫苏叶

紫苏叶辛，温，性轻扬，具有疏散肺闭、宣通肌表、泄风化邪之功效，多用于风寒外感。

【医案1】

　　光绪三十三年正月十八日酉刻，姚宝生请得皇太后脉息左关稍弦、右寸关滑而稍数，肺胃蓄有饮热，微感风寒。今谨拟清解化饮之法调理。

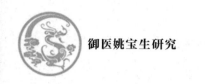

甘菊一钱五分　霜桑叶二钱　紫苏叶四分　广橘红
八分　防风八分　姜半夏八分　连翘一钱　生甘草八分

引用鲜芦根二支（切碎）

【医案2】

光绪三十三年十一月初八酉刻，庄守和、姚宝生谨拟
皇太后加味三仙饮。

焦三仙九钱　橘红一钱五分（老树）　霜桑叶三钱
薄荷八分　紫苏叶一钱　酒黄芩三钱　甘菊二钱　赤茯
苓三钱

（二）紫苏叶与紫苏梗同用

紫苏梗开泄里气、解结止痛、开胃醒脾，与紫苏叶同用，可
开宣肺气、疏风解表。

【医案1】

光绪三十二年五月二十日申刻，张仲元、姚宝生请得
皇太后脉息左关弦数，右寸关滑而稍数，肝胃欠和，蓄有
饮热，寒热郁结不舒。今谨拟调中化饮稍佐清解之法
调理。

紫苏梗四分　紫苏叶四分　姜夏一钱五分　牛蒡子一
钱五分（研）　薄橘红一钱　神曲三钱（炒）　谷芽三钱（炒）
云茯苓三钱　酒黄芩一钱　槟榔炭一钱五分　炙厚朴
五分

引用霜桑叶二钱

【医案2】

光绪三十三年十月二十日，庄守和、张仲元、姚宝生请得慈禧太后脉息左关弦数稍浮，右寸关滑数，表感未净，肝肺气道仍滞，饮热尚盛，以致时作咳嗽，顿引筋脉作痛，头晕微疼，身肢酸倦。今用清解调中化饮之法调理。

紫苏梗一钱五分　紫苏叶一钱五分　葛根二钱　杏仁三钱(炒，研)　前胡二钱　枳壳一钱五分(炒)　桔梗三钱酒黄芩三钱　陈皮一钱五分　酒知母三钱　青皮一钱(炒)细生地黄三钱　甘草八钱

引用竹茹二钱

（三）紫苏叶与苏子同用

苏子具有降气消痰、止嗽润肺的功效，与紫苏叶同用，可疏风散寒、宣肺化痰。

【医案1】

光绪三十三年十月十八日，庄守和、张仲元、姚宝生请得慈禧太后脉息左关浮弦而数，右寸关滑数，肺胃蓄饮热，外感风寒，以致恶寒发热、头疼身痛、咳嗽胸闷、咳痰作呕。今用解表清肺化饮之法调理。

防风三钱　荆芥二钱　紫苏叶一钱　苏子一钱　前胡三钱　杏仁三钱(研)　橘红一钱五分(老树)　酒黄芩三钱枳壳二钱(炒)　川贝母三钱(研)　建曲三钱　桑叶二钱桑白皮二钱　竹茹二钱

引用薄荷一钱

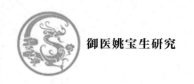

【医案2】

　　光绪三十三年十月十九日酉刻,庄守和、张仲元、姚宝生请得慈禧太后脉息左关弦数稍浮,右寸关滑数,表感未净,肺胃气道仍滞,饮热尚盛,以致时作咳嗽,顿引筋脉作疼,恶心头晕,身肢酸倦。今用清解调中化饮之法调理。

　　苏叶一钱五分　苏子一钱五分　酒黄芩三钱　橘红二钱(老树)　炙厚朴一钱五分　建曲三钱(炒)　前胡二钱青皮一钱五分(炒)　姜黄连八分(研)

　　引用午时茶二钱

四、荷莲(荷叶、荷蒂、荷梗、莲子心、荷叶露)

　　莲又名芙蕖、荷。《本草纲目》记载了荷花、荷须、莲房、莲子、莲子心、荷叶、荷梗、藕、藕节等均可入药。中药以不同部位入药,其疗效不同,如茎、叶、果实功效各不同。茎局身中,能升能降,故性多和;枝叶在旁,主宣主发,故性多散。姚宝生常用荷叶升发清阳,常用荷梗理气化湿。

(一)荷叶

　　荷叶味苦,性平,归肝、脾、胃经,具有清热解暑、升发清阳、凉血止血的功效。《医林纂要》记载:"荷叶,功略同于藕及莲心,而多入肝分,平热、去湿,以行清气,以青入肝也。然苦涩之味,实以泻心肝而清金固水,故能去瘀、保精、除妄热、平气血也。"

【医案1】

光绪三十一年六月二十四日,张仲元、姚宝生请得老佛爷脉息左关弦数,右寸关滑数,肝胃有火,湿热上蒸。今议用清热化湿之法调理。

酒黄连一钱二分(研) 霜桑叶三钱 焦茅苍术一钱五分(土炒) 酒黄芩炭一钱五分 云茯苓四钱 广陈皮一钱五分 扁豆四钱(炒) 泽泻一钱五分 淡竹叶一钱 焦槟榔三钱 霍梗八分 生甘草一钱

引用鲜荷叶一角

【医案2】

光绪三十二年闰四月二十五日,庄守和、张仲元、姚宝生请得皇太后脉息左关沉弦,右寸关滑而近数,肝经有火,肠胃滞热未净。今谨拟清热化滞之法调理。

生杭白芍三钱 知母二钱 酒胆草一钱五分 酒黄芩一钱五分 甘菊三钱 枳壳一钱五分(炒) 东山楂肉三钱(炒) 神曲三钱(炒) 谷芽三钱(炒) 栝楼仁二钱(研) 淡竹叶一钱五分 荷叶一小张(鲜)

引用益元散三钱(煎)

【医案3】

光绪三十二年五月十九日,张仲元、姚宝生请得皇太后脉息左关沉弦,右寸关滑缓,肝胃欠和,脾蓄湿热,健运不畅,浊阴不降,以致清阳不升。今谨拟醒脾化湿之法调理。

云茯苓三钱 党参三钱 生白术八分 焦茅苍术八分 泽泻一钱 广砂仁八分(研) 炙紫厚朴七分 扁豆三钱(炒) 南柴胡一钱 神曲三钱(炒)

引用鲜荷叶半张

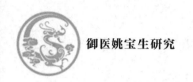

【医案4】

光绪三十二年五月二十日，张仲元、姚宝生请得皇太后脉息左关弦数，右寸关滑而稍数，肝胃有热，中气健运不畅，内蓄湿饮，寒热郁结未清。今谨拟调中化湿稍佐清解之法调理。

藿香四分　炙紫厚朴八分　扁豆三钱(炒)　炙半夏一钱　广砂仁八分(研)　神曲三钱(炒)　谷芽三钱(炒)　槟榔一钱五分(炒焦)　酒黄芩二钱　霜桑叶三钱

引用鲜荷叶半张

(二)荷叶蒂

《本经逢原》记载："入脾胃药但用其(荷叶)蒂，取其味厚胜于他处也。"

《本草再新》记载："荷叶蒂，清心降火，解暑除烦，治痢泻，消湿热。"

【医案1】

光绪三十二年五月初五日，庄守和、姚宝生请得老佛爷脉息左关沉弦，右寸关沉缓，肝脾欠和，脾弱化湿不快。今用益气健脾之法调理。

党参四钱　云茯苓四钱　白术三钱(土炒)　扁豆三钱(炒)　薏苡仁五钱(炒)　山药四钱(炒)　建莲肉三钱　炙甘草一钱

引用陈皮一钱、红枣肉三个

本方加合欢花五朵、荷蒂七个、小张荷叶一个(撕碎)

【医案2】

光绪三十二年十月初五日,张仲元、姚宝生请得皇太后脉息右关沉滑,神力皆好,唯余滞未清。今谨拟理脾调中之法调理。

人参一钱　生白术一钱五分　广陈皮一钱　神曲二钱　荷蒂三个　苦桔梗一钱　当归身一钱　枳壳一钱(炒)　甘草五分

引用竹茹一钱

【医案3】

光绪三十二年十月初六日,张仲元、姚宝生请得皇太后脉息右关沉滑,神力皆好,唯滞热未清。今谨拟理脾调中之法调理。

人参一钱　生白术一钱五分　广陈皮一钱　神曲二钱(炒)　荷蒂三个　当归身一钱　枳壳一钱(炒)　甘草五分

本方加炙香附一钱、桂枝八分

【医案4】

光绪三十二年十一月十九日,张仲元、姚宝生请得皇太后脉息左关沉弦,右寸关滑而稍数,神力皆好,唯肺胃稍有滞热。今谨拟调中清扬之法调理。

霜桑叶一钱五分　苦桔梗七分　枳壳七分(炒)　谷芽三钱(炒)　广陈皮七分　荷蒂七个

引用鲜青果七个(研)

【医案5】

光绪三十二年十一月二十一日,张仲元、姚宝生请得皇太后脉息右寸关缓而稍滑,神力皆好,唯肺胃气道欠舒。今谨拟理气调中之法调理。

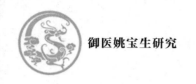

人参七分　广陈皮一钱　霜桑叶一钱五分　谷芽三钱
（炒）　桂枝八分　荷蒂七个

引用鲜青果七个（研）

（三）荷梗

荷梗味淡、苦，性平，入脾、膀胱经，功能为解暑清热、理气化湿、通气宽胸、和胃安胎。主治：暑湿胸闷不舒、泄泻、痢疾。《本草再新》记载："荷叶梗可通气消暑、泻火清心。"

【医案1】

光绪三十二年闰四月十六日，庄守和、张仲元、姚宝生请得皇太后脉息左关沉弦稍数，右寸关滑而近数，诸症见好，唯肝脾欠和、肠胃尚有余滞、郁热未清。今谨拟益阴清热之法调理。

酒生地黄四钱　麦冬三钱　栀子一钱五分（炒）　酒黄芩二钱　莱菔子一钱（炒，研）　山楂三钱（炒）　神曲三钱（炒）　泽泻一钱五分　甘菊三钱　枳壳一钱五分（炒）　玄参三钱　益元散三钱（煎）

引用鲜荷叶一小张（带梗）

【医案2】

光绪三十三年七月初五日，张仲元、姚宝生请得老佛爷脉息左关沉弦近数，右寸关滑而稍数，肝胃有火，湿热未清。今议用清热化湿之法调理。

甘菊二钱　密蒙花一钱五分　次生地黄三钱　霜桑叶三钱　酒黄芩二钱　淡竹叶一钱五分　枳壳二钱（炒）　金银花三钱　泽泻一钱五分　益元散三钱（煎）　连翘二钱　扁豆三钱（炒）

引用鲜荷梗一尺

【医案3】

光绪三十三年七月初六日，张仲元、姚宝生请得老佛爷脉息左关沉弦近数，右寸关滑而稍数，肝胃有火，湿热未清。今议用清热化湿之法调理。

甘菊二钱　密蒙花一钱五分　次生地黄三钱　霜桑叶三钱　酒黄芩二钱　淡竹叶一钱五分　枳壳二钱（炒）　金银花三钱　泽泻一钱五分　广陈皮一钱五分　连翘二钱　扁豆三钱（炒）

引用鲜荷梗一尺

（四）莲子心

莲子心又名"苦薏"，其味苦，性寒，可清心去热。

【医案1】

光绪三十三年六月二十五日申刻，张仲元、姚宝生谨拟老佛爷清热理气代茶饮。

金银花三钱　霜桑叶三钱　莲心一钱　枳壳一钱五分（炒）　橘红一钱五分（老树）　鲜荷梗一尺　竹茹三钱　益元散三钱（煎）

水煎温服

【医案2】

光绪三十三年七月初三日，张仲元、姚宝生请得老佛爷脉息左关沉弦近数，右寸关滑而稍数，肝胃有火，湿热未清。今议用清热化湿之法调理。

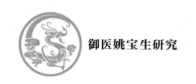

甘菊二钱　密蒙花一钱五分　莲心三钱　霜桑叶三钱灯心一钱　淡竹叶二钱　金银花三钱　毛橘红一钱五分泽泻一钱五分　益元散三钱(煎)　连翘二钱

引用鲜荷梗一尺

【医案3】

光绪三十三年七月初四日,张仲元、姚宝生请得老佛爷脉息左关沉弦近数,右寸关滑而稍数,肝胃有火,湿热未清。今议用清热化湿之法调理。

甘菊二钱　密蒙花一钱五分　莲心二钱　霜桑叶三钱酒黄芩二钱　淡竹叶一钱五分　枳壳二钱(炒)　金银花三钱　泽泻一钱五分　益元散三钱(煎)　连翘二钱　扁豆三钱(炒)

引用鲜荷梗一尺

(五)荷叶露

《本草纲目》记载:"百草头上秋露,未晞时收取,愈百病,止消渴,令人身轻不饥,肌肉悦泽。"清代温病学派医家王孟英所著《随息居饮食谱》中记载:"露水,甘凉,润燥,涤暑,除烦。"露本阴液,依附于物而结聚,其性味归经和药用功效受附着本草的影响,可兼得附着本草之性。每一味本草上的露,除有相同的养生功效外,又有不同的药用价值。荷叶上的露得荷叶之清气,故能清暑怡神,还能养阴扶阳、滋益肝肾,去诸经之火。

【医案】

光绪三十二年闰四月初六日,张仲元、姚宝生谨拟老佛爷扶元清热化湿膏。

人参八分　生白术一钱五分　广陈皮二钱　茅苍术炭一钱　酒黄连二钱　干麦冬四钱　泽泻三钱　石莲肉四钱桑叶四钱　云茯苓五钱　甘菊三钱　甘草梢二钱

　　共以水煎透，去渣，再熬浓汁，稍兑炼蜜为膏，每服二钱，荷叶露冲服

第四章 注重调养

第一节 善用代茶饮

中药代茶饮是在中医辨证论治理论指导下，选用合适的中药组成方剂，将药物加工，制成粗末状或方块状，再用热水冲泡或煎汁后作为茶饮用，可不计时候频频饮用，以此来达到预防、治疗疾病，养生保健和调理的作用。组成代茶饮方的药物性味比较平淡且药量小，与中药汤剂相比，口味、药力等的刺激性较小，多次少量频饮可以避免服用汤药带来的肠胃及精神负担。中药代茶饮适合长期服用，药效比顿服汤药持久，便于慢性疾病的调治及相关疾病的辅助治疗。

从魏晋南北朝到清代的漫长历史中，经过历代医家和养生学家的应用，中药代茶饮已经成为防病、治病与养生保健的一种特色疗法。姚宝生作为太医院左院判，最善用代茶饮，其常用消导类代茶饮、清热类代茶饮、调理脾胃类代茶饮、除湿类代茶饮、止嗽类代茶饮。

一、加味三仙饮

焦三仙（焦山楂、焦麦芽、焦神曲）及其加味是慈禧太后常用方，具有明显的消食健胃的效果。

山楂善消食化积、破气化瘀，破泄之力较强。《本草纲目》载其"化饮食，消肉积"。本品能醒脾开胃、促进饮食，更长于消磨油垢肉积、止泻痢，且入肝经血分，散瘀血，化结消胀。

麦芽的功效为健胃消食、疏肝回乳。本品为大麦发芽而成，以消散为主，能升发脾胃之气而消化食积，更长于消化米面、诸果食积，常用于治疗脾胃虚弱、食积不化、脘痞腹胀、不欲饮食。《名医别录》载其"消食和中"。

神曲辛而不散、甘而不壅、温而不燥，为行气调中、消食开胃之佳品，适用于食积气滞、谷食不化、腹胀腹泻等。《药性论》载其"化水谷宿食，癥结积滞，健脾暖胃"。

神曲与山楂同用，相须配对，可增强消食除积、破滞除满之力。山楂和麦芽合用，既能消肉食油腻之积，又能化麦面之积滞。三药组合，可健脾消食和中。此方为姚宝生治疗慈禧太后脾胃蓄饮的基本方药。姚宝生以三仙饮加味共9方，每方经加减变化后，除健胃消食之功效，还兼有清热化痰、理气养阴等功效。

（一）加味三仙饮第一方

【医案】
　　光绪二十九年十一月初八日酉刻，庄守和、姚宝生谨拟慈禧太后加味三仙饮。

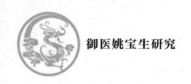

> 焦三仙各三钱　橘红一钱五分（老树）　霜桑叶三钱
> 薄荷八分　紫苏叶一钱　酒黄芩三钱　甘菊二钱　赤茯苓
> 三钱

【按语】本医案重在消食化滞、清热化痰。焦三仙具有消食健胃的功效。在此基础上加霜桑叶，既能疏散在表之风热，又能清泄肺热、滋肺燥、止咳嗽，还能散风热、清肝热；与甘菊、黄芩三药合用，清泄肝肺之热；赤茯苓可行水，利湿热；紫苏可增加行气和胃宽中之功效，紫苏叶用于脾胃气滞、胸闷、呕恶之症。

（二）加味三仙饮第二方

【医案】
　　光绪二十九年十一月十二日，庄守和、姚宝生谨拟慈禧太后加味三仙饮。
　　焦三仙各三钱　橘红一钱（老树）　霜桑叶三钱　竹茹二钱　白菊花二钱　青果九个（研）
　　水煎代茶饮

【按语】本医案以健胃消食、清热化痰为主。桑叶、菊花清肝肺之热；竹茹清心除烦、顺降胃气；与橘红共用，清热化痰；加入青果，以清热、利咽、生津。

（三）加味三仙饮第三方

【医案】
　　光绪二十九年十二月二十三日，庄守和、张仲元、姚宝生谨拟慈禧太后加味三仙饮。

> 焦三仙各二钱　陈皮一钱五分　大腹皮三钱　炙厚朴一钱　枳壳二钱(炒)　竹茹二钱。

【按语】本医案重在健胃消食、行气化痰。陈皮、竹茹清热化痰;厚朴燥湿消痰;大腹皮下气宽中、利水;厚朴、枳壳和大腹皮合用,行气宽中,治疗脘腹胀满。此医案在消食的基础上重在行气除胀。

(四)加味三仙饮第四方

【医案】

光绪三十年正月三十日,姚宝生谨拟慈禧太后加味三仙饮。

焦三仙各六钱　橘红两片(老树)

【按语】橘红味苦、辛,归肺、脾经,具有理气宽中、燥湿化痰的功效。本方加入橘红意在清肺胃之热、燥湿化痰。

(五)加味三仙饮第五方

【医案】

光绪三十年二月十六日,姚宝生谨拟慈禧太后加味三仙饮。

焦三仙各二钱　陈皮一钱五分　槟榔二钱(炒)　酒黄芩一钱五分　川贝母二钱(研)　知母二钱　甘菊二钱　羚羊角一钱　细生地黄三钱　泽泻一钱五分　生甘草八分

【按语】本医案重在消食化滞、清热养阴。焦三仙、槟榔消食

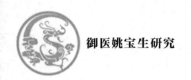

化积,其中槟榔长于消食导滞、下气散满;黄芩、川贝母、知母、菊花、羚羊角清肝肺之热;生地黄清热养阴。

(六)加味三仙饮第六方

【医案】
　　光绪三十一年正月十六日,姚宝生谨拟慈禧太后加味三仙饮。
　　焦三仙各一钱五分　枳壳一钱五分(炒)　广陈皮一钱　酒黄连八分(研)　细生地黄三钱　甘菊三钱　鲜芦根二支(切碎)　竹叶八分

【按语】此医案治疗胃火炽盛之证。黄连清热解毒、清胃泻火,生地黄清热生津,二药合用,可使胃火得除、津液得充;加入芦根,可生津、清气分之热。

(七)加味三仙饮第七方

【医案】
　　光绪三十一年六月二十一日,姚宝生谨拟慈禧太后加味三仙饮。
　　焦三仙各一钱　橘红一钱(老树)　霜桑叶三钱　甘菊二钱　淡竹叶一钱　羚羊角六分
　　水煎代茶饮

【按语】本医案在焦三仙消积化滞的基础上加清热药——桑叶、菊花、羚羊角,以清热平肝;橘红理气宽中、燥湿化痰;淡竹叶清心除烦。

（八）加味三仙饮第八分

【医案】

光绪三十一年八月二十八日，姚宝生谨拟慈禧太后加味三仙饮。

焦三仙各一钱　橘红一钱五分（老树）　酒黄芩二钱炙厚朴一钱五分　甘菊三钱　羚羊角一钱五分　竹茹三钱枳实一钱五分（炒焦）

【按语】本医案具有健脾消食化痰、行气导滞之功效。枳实、厚朴行气导滞。

（九）加味三仙饮第九方

【医案】

光绪三十二年正月初八日酉刻，姚宝生谨拟慈禧太后加味三仙饮。

焦三仙各一钱五分　炙厚朴一钱　云茯苓四钱　橘红一钱（老树）　酒黄芩二钱　甘菊三钱　槟榔炭一钱五分泽泻一钱五分

【按语】本医案以消食导滞、清热化痰为主。焦三仙、槟榔消食化积；厚朴温中，行气除胀；槟榔行气宽中；橘红、云茯苓行气，燥湿化痰。

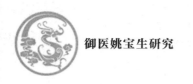

二、清热代茶饮

【医案】

光绪三十一年正月初二酉刻,姚宝生谨拟慈禧太后清热代茶饮。

鲜青果三十个(去核)　鲜芦根四支(切碎)

水煎代茶饮

【按语】医案中青果清肺利咽,芦根清热生津。

三、清热止嗽代茶饮

【医案】

光绪三十一年二月初六日酉刻,姚宝生谨拟慈禧太后清热止嗽代茶饮。

甘菊二钱　霜桑叶二钱　广陈皮一钱　枇杷叶二钱(包煎)　生地黄一钱五分　焦枳壳一钱五分　酒黄芩一钱　鲜芦根二支(切碎)

【按语】本医案重在清肺热、止咳化痰。桑叶、菊花、黄芩、枇杷叶清肺热;陈皮、枳壳宽胸理气行滞;芦根、生地黄清热养阴生津。

四、清热化痰代茶饮

（一）清热化痰代茶饮第一方

【医案】

光绪三十一年二月十二日，姚宝生谨拟慈禧太后清热化痰代茶饮。

菊花二钱　桑叶一钱五分　桑白皮一钱五分　橘红一钱（老树）　川贝母一钱五分（研）　羚羊角五分　鲜芦根两支（切碎）　建曲一钱五分（炒）　生甘草八分

水煎温服

（二）清热化痰代茶饮第二方

【医案】

光绪三十一年二月十三日，姚宝生谨拟慈禧太后清热化痰代茶饮。

甘菊三钱　桑叶一钱五分　桑白皮一钱五分　橘红一钱五分（老树）　鲜芦根两支（切碎）　羚羊角五分　建曲二钱（炒）　川贝母一钱五分（研）　鲜青果五个（研）

水煎温服

【按语】桑叶、菊花、羚羊角清肝火；橘红、川贝母相须为用，共奏清热化痰之功效；建曲健脾消食、理气化湿；芦根清热生津、利小便，宣通下源而不伤阴；青果清肺利咽、生津化痰。芦根和青果合用，清热而不伤阴。

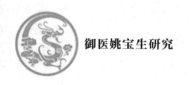

五、清热理气代茶饮

(一)清热理气代茶饮第一方

【医案】

光绪三十一年二月十四日,姚宝生谨拟慈禧太后清热理气代茶饮。

甘菊三钱　桑叶一钱五分　桑白皮一钱五分　橘红一钱五分(老树)　鲜芦根二支(切碎)　羚羊角五分　建曲二钱(炒)　川贝母二钱(研)　枳壳一钱五分(炒)

水煎温服

【按语】医案中在清热之品的基础上加理气药——枳壳,以理气宽中、行滞消胀。

(二)清热理气代茶饮第二方

【医案】

光绪三十一年二月十六日,姚宝生谨拟慈禧太后清热理气代茶饮。

甘菊三钱　霜桑叶三钱　橘红一钱五分(老树)　鲜芦根二支(切碎)　建曲二钱(炒)　枳壳一钱五分(炒)　羚羊角五分　谷芽三钱(炒)

水煎温服

【按语】医案中加谷芽以消食和中、健脾开胃。《本经逢原》记载:"谷芽,启脾进食,宽中消谷,而能补中,不似麦芽之克削也。"

(三)清热理气代茶饮第三方

【医案】

光绪三十一年二月二十五日,姚宝生谨拟慈禧太后清热理气代茶饮。

甘菊三钱　霜桑叶三钱　羚羊角五分　带芯麦冬三钱云茯苓四钱　枳壳一钱五分(炒)　广陈皮一钱五分　谷芽三钱(炒)

水煎温服

(四)清热理气代茶饮第四方

【医案】

光绪三十一年二月二十六日,姚宝生谨拟慈禧太后清热理气代茶饮。

甘菊三钱　霜桑叶三钱　羚羊角五分　带芯麦冬三钱云茯苓四钱　枳壳一钱五分(炒)　泽泻一钱五分　谷芽三钱(炒)

水煎温服

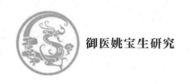

（五）清热理气代茶饮第五方

【医案】

　　光绪三十一年六月二十五日申刻，张仲元、姚宝生谨拟慈禧太后清热理气代茶饮。

　　金银花三钱　霜桑叶三钱　莲心一钱　枳壳一钱五分（炒）　橘红一钱五分（老树）　鲜荷梗一尺　竹茹三钱　益元散三钱（煎）

　　水煎温服

六、清热化湿代茶饮

（一）清热化湿代茶饮第一方

【医案】

　　光绪三十一年二月十七日，姚宝生谨拟慈禧太后清热化湿代茶饮。

　　甘菊三钱　桑叶一钱五分　桑白皮一钱五分　酒黄芩一钱五分　建曲三钱（炒）　羚羊角五分　云茯苓四钱　枳壳一钱五分（炒）　橘红一钱五分（老树）

　　水煎温服

【按语】医案中黄芩、桑白皮清肺止咳；茯苓利水渗湿、健脾和胃；炒建曲可增强健脾化湿之功效。

（二）清热化湿代茶饮第二方

【医案】

光绪三十一年二月十九日,姚宝生谨拟清热化湿代茶饮(慈禧太后)。

甘菊三钱　桑叶一钱五分　桑白皮一钱五分　酒黄芩一钱五分　建曲三钱(炒)　羚羊角五分　云茯苓四钱　泽泻一钱五分　橘红一钱五分(老树)

水煎温服

【按语】第二方在第一方基础上加泽泻。泽泻味咸寒,咸走水府,寒胜热邪;佐以茯苓之淡渗,通调水道,下输膀胱,并泻水热。

（三）清热化湿代茶饮第三方

【医案】

光绪三十一年二月二十日,姚宝生谨拟慈禧太后清热化湿代茶饮。

甘菊三钱　桑叶一钱五分　桑白皮一钱五分　酒黄芩一钱五分　云茯苓三钱　羚羊角五分　建曲二钱(炒)　泽泻一钱五分　枳壳一钱五分(炒)

水煎温服

【按语】第三方在第二方的基础上去橘红,加枳壳,以行气化积。

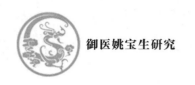

（四）清热化湿代茶饮第四方

【医案】

光绪三十一年二月二十一日，姚宝生谨拟慈禧太后清热化湿代茶饮。

甘菊三钱　霜桑叶三钱　酒黄芩一钱　云茯苓四钱　羚羊角四分　建曲二钱（炒）　枳壳一钱五分（炒）　鲜芦根二支（切碎）

水煎温服

【按语】第四方与第三方相比，去泽泻，防利湿、清热药伤阴；加鲜芦根，以生津液并清气分热。

（五）清热化湿代茶饮第五方

【医案】

光绪三十一年二月二十二日，姚宝生谨拟慈禧太后清热化湿代茶饮。

甘菊三钱　霜桑叶三钱　酒黄芩一钱五分　云茯苓四钱　羚羊角四分　建曲三钱（炒）　广陈皮一钱五分　鲜芦根二支（切碎）

水煎温服

【按语】第五方在第四方的基础上去枳壳，加陈皮，以理气健脾。

（六）清热化湿代茶饮第六方

【医案】

光绪三十一年二月二十三日，姚宝生谨拟慈禧太后清热化湿代茶饮。

甘菊二钱　桑叶一钱五分　桑白皮一钱五分　酒黄芩一钱　云茯苓四钱　羚羊角四分　枳壳一钱（炒）　麦冬三钱　鲜芦根二支（切碎）

水煎温服

【按语】医案中加入麦冬以养阴清热、生津润肺，与芦根同用，可清热生津。

七、清热养阴代茶饮

【医案】

光绪三十一年二月二十四日，姚宝生谨拟慈禧太后清热养阴代茶饮。

甘菊三钱　霜桑叶三钱　羚羊角五分　带芯麦冬三钱　云茯苓四钱　广陈皮一钱五分　枳壳一钱五分（炒）　鲜芦根二支（切碎）

水煎温服

【按语】此医案与清热化湿代茶饮方相似，在清热化湿的基础上加清热养阴之品。羚羊角与芦根同用，可清肝经之热、益胃生津。麦冬味甘、微苦，性微寒，归肺、心、胃经，具有润肺养阴、益胃生津、清心除烦的功效。麦冬有带心及去心之别，去心者多

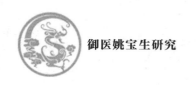

用于清养肺胃之阴,带心者多用于滋阴清心。本方选用带芯麦冬,取其清心除烦之意。

八、醒脾化湿代茶饮

> **【医案】**
>
> 光绪三十二年五月十五日,姚宝生谨拟慈禧太后醒脾化湿代茶饮。
>
> 扁豆三钱(炒)　藿梗三分　生白术八分　茯苓三钱
> 广陈皮一钱　炙厚朴七分　车前子二钱(包煎)　泽泻八分
> (盐炙)　盐广砂仁一钱(研)
>
> 水煎温服

【按语】脾喜燥而恶湿,脾虚则运化不利、湿浊内生,湿浊阻碍气机,反过来影响脾的运化功能。对于湿浊内阻之证,姚宝生多采用醒脾之法治疗。药味多选择茯苓、白术、扁豆、藿梗以健脾化湿;配以厚朴、砂仁醒脾行气,助脾之力;陈皮理气化痰;车前子通泄水湿;泽泻利水渗湿。

九、清肠代茶饮

> **【医案】**
>
> 五月初九日(年份不详),姚宝生谨拟慈禧太后清肠代茶饮。
>
> 槐角二钱(炒)　枳壳二钱(炒)　秋梨二个(去核)　荸荠九个　甘草一钱

【按语】槐角清热泻火、凉血止血;枳壳理气,气利则后重除,用于肠风下血。肺与大肠相表里,风邪入肺,并入大肠,风热相搏,肠风下血。荸荠可清肺热、消痈解毒、凉血利肠。秋梨可清肺热,与荸荠相须为用,清肺肠积热。

十、清暑利湿代茶饮

【医案】
  光绪三十三年六月十六日,姚宝生谨拟慈禧太后清暑利湿代茶饮。
  金银花三钱 白扁豆四钱 竹叶二钱(卷心) 莲子心一钱 鲜藕五片
  水煎代茶

【按语】金银花清热解毒,与竹叶同用可清透泄热,使暑湿营分热邪从气分而解;扁豆味甘,性平和,能健脾和中、除湿解暑;莲子心清心去热;藕清热生津解暑。

从上述医案可见,姚宝生常用清热化痰代茶饮、清热化湿代茶饮、清热理气代茶饮、清热养阴代茶饮四种代茶饮。这四种代茶饮均以清热药物为主方,以菊花、桑叶、羚羊角三味药物为主,具有清肺泄热、清肝平肝的功效。在化痰时,加橘红、川贝母、桑白皮以清泄肺热化痰;加青果以清肺利咽化痰,佐以建曲健脾化湿。在化湿时,在清热药物的基础上加炒建曲、谷芽以健胃消食化湿;加茯苓、泽泻以利水渗湿,使湿热从下焦而解;加黄芩以清热燥湿。在理气时,多加枳壳以行气宽中;加炒建曲、谷芽以消食健脾胃。在养阴时,多加麦冬、芦根以滋阴清热。

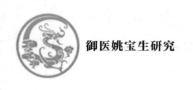
第二节 内服膏方、丸剂

一、膏方

膏方,又叫膏剂,以其剂型为名,属于中医丸、散、膏、丹、酒、露、锭八种剂型之一。膏方是一种具有营养滋补和治疗预防综合作用的成药。清宫医案中可见多种膏剂,不仅可用于滋补养生,还可用于慢性疾病的调理及治疗。慈禧素有肝经有热、脾胃湿热,故其医案中以调理肝脾的膏方居多。

（一）清热养肝活络膏

【医案】

光绪三十年三月二十九日,庄守和、姚宝生谨拟慈禧太后清热养肝活络膏。

细生地黄五钱 杭白芍四钱 酒当归四钱 羚羊角二钱五分 明天麻二钱 僵蚕三钱(炒) 川秦艽二钱 橘红二钱(老树) 川贝母三钱(研) 枳壳二钱(炒) 建曲三钱(炒) 生甘草一钱

共以水煎透,去渣,再熬,浓汁稍兑炼蜜为膏,每服三钱,开水冲服

【按语】慈禧太后素有头晕微疼、目清不爽等症状,多为肝热

不清所致。此方以养肝清热通络为主,以四物汤化裁,养血调肝,使肝血得调、肝阴得养;加入僵蚕、天麻、秦艽,可平肝息风、柔肝解痉。因慈禧太后素有肝热,肺胃饮热常致膈间不利,故以橘红、川贝母清热化痰;以枳壳宽中理气;以建曲健脾消食、理气化湿、解表和中。

(二)理脾调中化湿膏

【医案】

　　光绪三十一年四月初十日,张仲元、姚宝生谨拟慈禧太后理脾调中化湿膏。

　　潞党参六钱　白术三钱(炒)　生白术三钱　广陈皮三钱　姜黄连二钱(研)　神曲四钱(炒)　谷芽四钱(炒,研)　砂仁三钱(研)　麦冬六钱　云茯苓六钱　炙香附四钱(研)　藿梗三钱　炙甘草四钱

　　共以水煎透,去渣,再熬,浓汁稍兑炼蜜为膏,每服一匙,开水冲服

【按语】本医案以四君子汤化裁,姚宝生运用此方理脾调中。四君子汤培补脾土;香附、藿梗调畅气机,醒脾开胃;神曲、谷芽健胃消积化滞;姜黄连清胃止呕。脾胃同调,肝脾同治。

(三)调中清热化湿膏

1.调中清热化湿膏第一方

【医案】

　　四月二十六日(年份不详),姚宝生谨拟慈禧太后调中清热化湿膏。

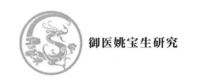

> 云茯苓六钱（研）　广陈皮三钱　焦茅苍术三钱　霍梗三钱　炙厚朴二钱　大腹皮三钱　酒黄连炭二钱（研）　酒黄芩三钱　白蔻仁三钱（研）　炙香附四钱　生杭白芍六钱　泽泻四钱
>
> 共以水煎透，去渣，再熬，浓汁稍兑炼蜜为膏，每服一匙，开水送服

【按语】慈禧太后喜食肥甘厚味，湿热伤脾成饮，因此宫中常调清热化湿之类膏方。本方以藿香正气散化裁，去表药，加重清泄里热之味而成。本方外能发散风寒，内能化湿浊，具有行气消胀、健脾和胃、止呕止泻的功效。

2.调中清热化湿膏第二方

> **【医案】**
>
> 光绪三十一年五月初六日亥刻，张仲元、姚宝生谨拟慈禧太后调中清热化湿膏。
>
> 云茯苓六钱（研）　广陈皮三钱　生白术三钱　酒黄连二钱（研）　酒黄芩三钱　泽泻四钱　枳壳三钱（炒）　炙香附四钱　生杭白芍六钱　建曲三钱　次生地黄六钱　木香二钱（研）　霜桑叶四钱　甘草二钱
>
> 共以水煎透，去渣，再熬，浓汁稍兑炼蜜为膏，每服一匙，开水送服

【按语】因慈禧太后素有胃内湿滞蓄热证，故治宜调养脾胃、清利湿热，配以疏肝调气之药。中焦气机调畅，则脾胃功能渐复，湿热得化。医案以健脾化湿、清热消滞为主。茯苓、陈皮、白术、泽泻健脾化湿；黄连、黄芩、桑叶清泄肝肺之热；香附、枳壳、

木香调畅气机,行气止痛;建曲健脾消食、理气化湿。本方在健脾的同时注重清肝肺之热。

(四)调中清热化饮膏

【医案】

　　光绪三十二年四月十六日酉刻,姚宝生请得慈禧太后脉息左关弦数、右寸关滑数,肝胃有热,脾元欠畅,湿饮上蒸。今用调中清热化饮膏调理。

　　云茯苓六钱　　广陈皮三钱　　酒黄芩四钱　　知母三钱　甘菊五钱　　羚羊角二钱五分　　焦枳壳四钱　　泽泻四钱　　茅苍术炭一钱五分　　神曲六钱(炒)　　焦槟榔三钱　　甘草二钱

　　共以水煎透,去渣,再熬,浓汁稍兑炼蜜收膏,每服二钱,开水冲服

(五)养阴理气膏

【医案】

　　光绪三十二年二月初七日,张仲元、姚宝生请得慈禧太后脉息左关弦数,右寸关沉滑近数,肝经有热,肠胃气道欠舒。今用养阴理气膏调理。

　　生杭白芍六钱　　羚羊角二钱　　当归五钱　　柏子仁五钱(研)　　桃仁泥四钱　　栝楼仁四钱(研)　　枳壳三钱(炒)　　山楂肉六钱(炒)　　条黄芩四钱　　甘菊六钱　　槟榔四钱(炒)生甘草三钱

　　共以水煎透,去渣,再熬,浓汁兑炼蜜为膏,每服三钱,开水冲服

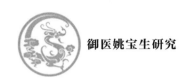

【按语】医案以疏肝理气、清热养阴为主,重用白芍以养血敛阴、柔肝止痛,白芍与羚羊角配伍,共入肝经,平肝清热。当归助白芍养血柔肝;黄芩、甘菊清肝肺之热;枳壳、槟榔行气;桃仁、栝楼仁润肠通便。

(六)养阴理脾膏

1.养阴理脾膏第一方

【医案】

　　光绪三十二年二月十一日,姚宝生请得慈禧太后脉息左关弦数、右寸关沉滑而近数,肝经有火,肠胃气道欠舒。今用养阴理脾膏调理。

　　生杭白芍六钱　羚羊角二钱　全当归五钱　茯神六钱柏子仁五钱(研)　枳壳三钱(炒)　生白术四钱　黄芩四钱甘菊六钱　焦槟榔三钱　广砂仁四钱(研)　甘草三钱

　　共以水煎透,去渣,再熬,浓汁兑炼蜜为膏,每服三钱,开水冲服

【按语】本医案重在清肝养阴、理脾行气。白芍、羚羊角、菊花清肝热,养肝血;白芍与当归同用,补血行血;白术健脾化湿;槟榔、砂仁化湿行气,醒脾和胃。

2.养阴理脾膏第二方

【医案】

　　光绪三十二年二月十三日,张仲元、姚宝生请得慈禧太后脉息左关弦数,右寸关滑而近数,肝脾有热,肠胃气道欠舒。今用养阴理脾膏调理。

生杭白芍六钱　羚羊角二钱　全当归五钱　黄芩五钱
柏子仁五钱（研）　人参三钱　生白术四钱　甘草三钱　枳
壳三钱（炒）　木香二钱　广砂仁四钱（研）　茯神六钱

共以水煎透，去渣，再熬，浓汁兑炼蜜收膏，每服三钱，
开水冲服

【按语】第二方较第一方略有调整，去槟榔，改为木香以行
气。木香长于行胃肠之滞、导三焦气壅，为行气止痛之要药。生
品擅长行气止痛，煨木香则实肠止泻。人参培补元气，以助脾胃
之气。茯神与柏子仁配伍，共奏宁心安神之功效。

（七）养阴调中化饮膏

【医案】

十一月二十日（年份不详），张仲元、姚宝生谨拟慈禧太
后养阴调中化饮膏。

西洋参三钱（研）　朱茯神六钱　柏子仁四钱（去油）
川贝母三钱（研）　次生地黄四钱　当归身四钱　陈皮三钱
制香附三钱　神曲四钱（炒）　枳实二钱（炒）　焦山楂四钱
黄连一钱五分（研）

共以水煎透，去渣，再熬，浓汁兑炼蜜收膏，每服三钱，
开水冲服

【按语】本医案重在养阴健脾祛痰，内寓琼玉膏、健脾丸方
意，治火盛津枯、干咳、食滞、纳呆、口渴思饮等肺胃积热，脾不健
运之症。琼玉膏出自《仁斋直指方论》，具有滋阴润肺、益气补脾
之功效。方中生地黄滋阴壮水，为君；白蜜养肺润燥，为臣；佐以
人参、茯苓补脾益气，茯苓又能化痰，可消肺失输布所聚之痰。

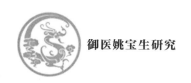

诸药相合,共奏滋阴润肺、益气补脾之功效。本方以西洋参取代人参,取其补气养阴、清热生津之功效。健脾丸出自《证治准绳·类方》,具有健脾开胃之功效。方中陈皮、枳实理气化积;山楂消食化滞;黄连清热燥湿。诸药相配,补消兼施。

(八)扶元清热化湿膏

【医案】

　　光绪三十二年闰四月初六日,张仲元、姚宝生谨拟慈禧太后扶元清热化湿膏。

　　人参八分　生白术一钱五分　广陈皮二钱　茅苍术炭一钱五分　酒黄连二钱　干麦冬四钱　泽泻三钱　石莲肉四钱　桑叶四钱　云茯苓五钱　甘菊三钱　甘草梢二钱

　　共以水煎透,去渣,再熬,浓汁稍兑炼蜜为膏,每服二钱,荷叶露冲服

【按语】本医案以四君子汤化裁,在四君子汤的基础上加入茅苍术、酒黄连,又名加味四君子汤(出自《医钞类编》),主治湿热伤气,发为泄泻。慈禧素有泄泻之顽疾,此医案在固本求元的基础上加入健脾燥湿之药,用于化湿止泻。陈皮与泽泻共用,助健脾渗湿,增加化湿之功效;莲肉补脾,与茯苓、白术配伍最佳,可止痢;配伍桑叶和菊花以疏肝清热。

(九)理脾调气化湿膏

【医案】

　　光绪三十一年正月初六日,庄守和、姚宝生看得总管脉息左关稍弦,右寸关缓滑,神力甚好,唯气道有时欠调、稍有浮热。今用理脾调气化湿膏调治。

> 生白术六钱　茯苓六钱　薏苡仁九钱　陈皮三钱(炒)
> 扁豆六钱　神曲六钱(炒)　炙香附三钱(炒)　甘菊四钱
> 佛手柑二钱　生甘草三钱
>
> 　　共以水煎透,去渣,再熬,浓汁稍兑炼蜜为膏,每服三钱,开水冲服

【按语】此医案旨在健脾化湿行气。方中白术、茯苓、薏苡仁、陈皮、扁豆健脾化湿和中;香附、佛手柑理气行气。

(十)舒肝理脾膏

> 【医案】
>
> 　　二月十四日(年份不详),姚宝生看得垣大奶奶脉息左关沉弦、右寸关缓滑,中气渐和,唯肝木尚有未舒、胁下时作串痛。今用舒肝理脾膏调治。
>
> 　　酒杭白芍六钱　当归八钱　炙香附八钱　丹参六钱
> 祁艾炭五钱　川芎四钱　杜仲炭六钱　黄连三钱(研)　神
> 曲六钱(炒)　缩砂仁五钱(研)　焦白术六钱　木香四钱
> (研)
>
> 　　共以水煎透,去渣,再熬,浓汁兑炼蜜收膏,每服一匙,开水冲服

【按语】脉弦为肝郁不疏之征,木郁达之,治宜疏肝理气。本医案以四物汤荣养肝;配伍香附以理气分;配伍艾叶炭以暖宫止血;配伍杜仲炭以增强止血之功效;配伍砂仁、木香以行气止痛。

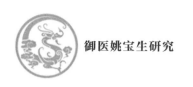
（十一）清热养荣膏

【医案】

　　三月二十一日（年份不详），垣大奶奶脉息左关沉弦、右寸关滑而稍数，郁热尚有未清，肝血不足。今用清热养荣膏调治。

　　连翘六钱　　浙贝母五钱　　夏枯草六钱　　广陈皮四钱　香附六钱　　赤芍六钱（炒）　　全当归八钱　　牡蛎煅五钱　　醋柴胡三钱　　泽泻四钱　　川羌活二钱　　甘草四钱

　　共以水煎透，去滓，再熬，浓汁兑炼蜜收膏，每服一匙，开水冲服

【按语】此医案旨在清热散结、活血养血。本方重用当归，以补血活血、柔肝止痛；赤芍与当归合用，可凉血活血；香附、柴胡疏肝理气，调经止痛；连翘、浙贝母、夏枯草、牡蛎四药合用，可清热散结，散诸经血结气聚。

（十二）菊花延龄膏

【医案】

　　光绪三十一年十一月初四日，张仲元、姚宝生谨拟慈禧太后菊花延龄膏。

　　鲜菊花瓣用水熬透，去渣，再熬，浓汁稍兑炼蜜收膏

【按语】光绪三十一年慈禧脉案记载："十一月初二日巳刻，姚宝生请得慈禧太后脉息左关弦数、右寸关洪大而滑，肝经有火，肺胃蓄有饮热，气道欠舒，目皮眩涩，胸膈有时不畅。"前后除用此方外，还使用明目延龄丸等清肝明目方调治。此方仅鲜菊

花瓣一味,其疏风、清热、明目之功效更强。菊花入肺、肝经。《圣济总录》以此药加甘草为末,治"目赤头眩"。现代医学证实,本药有明显的扩张冠状动脉、增加冠状动脉血流量、减慢心率、增强心肌收缩力之功效。《牧竖闲谈》曰:"真菊延龄,野菊泻人,正如黄精益寿、钩吻杀人之意。"

（十三）蓖麻子膏

【医案】

光绪三十年三月十九日,姚宝生谨拟慈禧太后蓖麻子膏。

蓖麻子一两,去皮,捣泥摊于布上

【按语】蓖麻子辛甘,性热,善走能开,通诸窍经络之风气。蓖麻子一两,去皮,捣泥摊于布上,贴面跳动之处,或挼于大肥皂内贴之亦可。

二、丸剂

丸剂具有吸收缓慢、服用方便等特点,多用于慢性疾病的治疗及调理。纵观姚宝生医案,只有三处记载了丸剂,分别为养阴祛寒丸、明目延龄丸及清热化湿丸。

（一）养阴祛寒丸

【医案】

光绪三十二年三月十一日,姚宝生谨拟二格格养阴祛寒丸。

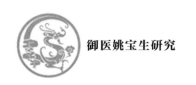

> 炙苁蓉六钱　当归身六钱　酒杭白芍四钱　焦茅苍术四钱　盐黄柏四钱　九制熟地六钱　木瓜六钱　蕲艾六钱（炒）　泽泻四钱　杜仲炭八钱
>
> 共研为面，炼蜜兑益母膏四两为小丸，每服三钱，温开水送服

【按语】两尺虚弱可见肾阴阳俱虚，故本方以温肾阳、滋补肾精为主，配以祛风逐寒之品。本方重用肉苁蓉以补肾阳、益精血；以熟地、当归、白芍补气活血；以艾叶温经止血、散寒止痛。

（二）明目延龄膏丸

> 【医案】
>
> 光绪三十一年八月初七日，姚宝生谨拟慈禧太后明目延龄丸。
>
> 霜桑叶二钱　甘菊二钱　羚羊角一钱五分　生地黄二钱　女贞子二钱（研）　密蒙花一钱五分　生牡蛎二钱　泽泻一钱　生白芍一钱五分　枳壳一钱五分（炒）
>
> 共研为细面，炼蜜为小丸，每服二钱，温开水送下

【按语】桑叶配菊花，桑叶轻清发散、能升能降、宣肺疏风，偏于入肺经，走肺络；菊花质轻气凉，轻清走上，善疏风清热、平肝息风、明目清头，偏于入肝经而明目。二药相须为用，桑叶偏于疏散，菊花偏于清热，内伤、外感均可选用。羚羊角、密蒙花清热明目。

(三) 清热化湿丸

【医案】

光绪三十二年四月二十五日,张仲元、姚宝生谨拟慈禧太后清热化湿丸。

党参六钱　茯苓八钱　泽泻六钱　草薢六钱　木通四钱　牛膝八钱　炙香附八钱　甘草梢六钱

本方加四月二十二日、二十三日、二十四日药渣子三剂,共研为细面,炼蜜为丸,每丸重二钱,温开水送服

【按语】光绪三十二年四月,慈禧太后脉案载有"脉息左关弦而稍数、右寸关沉滑"。方中有八正散之意。八正散出自《太平惠民和剂局方》,主治清热泻火、利水通淋,淡渗中佐以清利。甘草梢可治疗小便疼痛,考虑慈禧太后当时患有尿路感染及带下诸症。

第三节　外用贴敷方、散剂、洗剂

慈禧太后患有面风筋挛、头目不爽等症,对此姚宝生采用多种外治法治疗:牵正散加减的祛风活络方外贴及润面散;以桑叶、菊花、羚羊角、夏枯草等清肝明目药物组成的洗目方;以海盐为主要成分的明目固齿法。除用于治疗,有些外用方也可用于保健,如以大量芳香避秽之品制成的香发散。

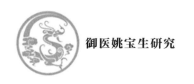

一、贴药方

（一）祛风活络贴药方

慈禧太后患有面风筋挛,即面神经痉挛,最初的脉案记载见于光绪二十八年四月初七日之"目皮掣动";四月初八日,"目皮掣动,筋脉不爽";四月初九日记载更为明确,"目皮颊旁筋脉有时掣动";四月二十五日,"目皮颊间跳动,以致视物不爽";五月十八日,"目皮颊旁时作跳动",并无肢体瘫痪及口眼歪斜症状,其诊断应为面神经痉挛。慈禧太后已年迈,后期在内服药物的基础上多以祛风活络等药物制成外用药贴敷头面部治疗,后来此症得到控制。

1.祛风活络贴药方（一）

【医案】

光绪三十年正月二十七日,庄守和、张仲元、姚宝生谨拟慈禧太后祛风活络贴药方。

防风三钱　白芷三钱　白附子二钱　僵蚕三钱　天麻二钱　薄荷一钱五分

共研为细面,兑大肥皂六两,蒸透,合匀,随意敷用

【按语】防风、白芷可祛头面皮肤之风,除脾胃肌肉之湿;白附子、僵蚕、天麻平肝息风,通经活络;薄荷可疏风清热、行气解郁,其疏风热可通行内外,解郁滞能透达三焦。本方运用防风、薄荷解表祛风,运用天麻、白芷、白附子、僵蚕祛风痰及活络。

2.祛风活络贴药方(二)

【医案1】

光绪三十年六月初三日,庄守和、姚宝生谨拟慈禧太后祛风活络贴药方。

白附子五钱　僵蚕一两　蝎尾五钱　薄荷三两　防风一两　芥穗一两　天麻一两　炙甘草一两　川羌活五钱　川芎五钱　乌头五钱　藿香五钱

共研为细末,用大角子四十两、香肥皂二十两、黑糖水化开,合而为锭,每锭二两

【医案2】

光绪三十年六月初四日,加大角子四十两。

【医案3】

光绪三十年七月二十四日,每团加辛夷面五分。

【按语】此医案为牵正散化裁。姚宝生运用牵正散祛风化痰、通络止痉。白附子辛温燥烈,入阳明经而走头面,以祛风化痰,尤其善散头面之风。蝎尾、僵蚕均能祛风止痉,其中蝎尾长于通络,僵蚕能化痰,合用可助附子祛风化痰,又能通络止痉。本医案在牵正散的基础上加防风、羌活以辛散风邪;配以乌头祛寒涤痰;川芎活血通络;薄荷疏内外风热;藿香芬芳而微温,通而不燥。

3.祛风活络贴药方(三)

【医案】

光绪三十二年二月十一日,姚宝生谨拟慈禧太后祛风活络贴药方。

辛夷一钱　霜桑叶一钱　僵蚕一钱　白附子一钱

共研为极细面,兑大角子二两,合匀为团

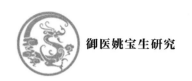

【按语】本医案中辛夷可发散风寒；霜桑叶散风热、清肺燥。《本草图经》云："桑叶以夏秋再生者为上，霜后采之，煮汤淋手足，去风痹殊胜。"僵蚕、白附子可祛风豁痰、散结消肿，与辛夷、桑叶配伍，可祛风通络，治疗头面风疾。

4.祛风活络贴药方（四）

【医案】

光绪三十一年正月十一日，姚宝生谨拟慈禧太后祛风活络贴药方。

防风三钱　　白芷三钱

共研为极细面，兑大角子二两，合匀为团

【按语】防风味辛甘，性温，入膀胱、肺、脾经，具有祛风止痛、发表胜湿之功效，可治外感风寒、头痛目眩等证。《药类法象》载其"治风通用。泻肺实，散头目中滞气，除上焦风邪"；《长沙药解》载其"行经络，逐湿淫，通关节，止疼痛，舒筋脉，伸急挛"。白芷味辛，性温，入肺、脾、胃经，具有祛风燥湿、消肿止痛之功效，善治头痛。《名医别录》载其"疗风痛头眩、目痒"。二药合用，共奏祛风通经、活络止痛之功效。

（二）活络贴药方

【医案】

光绪三十二年闰四月十六日，姚宝生谨拟慈禧太后活络贴药方。

乳香二钱（去油）　　没药二钱（去油）　　麝香一分

共研为细面，合大角子四两，敷于跳动之处

【按语】乳香气味香窜，善通窍理气；没药善化瘀以理血。二药皆性微温,合用为宣通脏腑、流通经络之要药。乳香及没药最宜生用,本医案中二药皆炒用去油,故疏通之力较生用力减。但是,二药与麝香配伍,麝香开通走窜之力较强。三药合用,相得益彰,共奏活血通络之功效。

(三)清热祛风贴药方

【医案】

　　光绪三十二年七月十三日,姚宝生谨拟慈禧太后清热祛风贴药方。

　　防风二钱　薄荷八分

　　共研为极细面,兑大角子二两,拌匀为锭,贴之

【按语】《神农本草经疏》载防风"治诸病血风痉急"。防风具有柔润息风的作用。薄荷具有发汗解表、疏风清热、行气解郁的作用,其疏风热可通行内外,解郁滞能透达三焦。《本草图经》载其"治伤风、头脑风";《滇南本草》载其"止头痛、去风痰"。二药合用,共奏祛风清热止痛之功效。

二、敷药方(清头目敷药)

【医案】

　　光绪三十二年四月十二日,姚宝生谨拟慈禧太后清头目敷药。

　　鲜丁香叶二钱　鲜八宝叶二钱　鲜薄荷叶一钱　大黄二钱　荸荠三个　黄土五钱　醋酌用

　　共研为泥,用神效活络丹一九兑匀,敷上

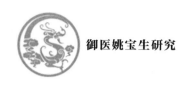

【按语】丁香开九窍、舒郁气、祛风;荸荠清热、化痰,与大黄、薄荷共清肝肺之热;《本草再新》载黄土"入心、脾二经",《本草求原》载其"主筋脉拘纵";神效活络丹具有疏肝活血、除湿化痰之功效,主治风寒湿痹、口眼歪斜。上述药物配伍,共治面风之疾。

三、散剂

(一)祛风润面散

慈禧太后面风筋挛较重,频用祛风润面散,此方为牵正散加减方。

1.祛风润面散第一方

【医案1】

光绪三十年三月十五日,姚宝生谨拟慈禧太后祛风润面散半料。

绿豆白粉三分　山柰二分　白附子二分　白僵蚕二分冰片一分

共研为极细面,再过重绢罗,兑胰子四两,拌匀

【医案2】

光绪三十年三月二十五日,姚宝生谨拟慈禧太后祛风润面散一料。

绿豆白粉六分　山柰四分　白附子四分　白僵蚕四分冰片二分

共研为极细面,再过重绢罗,兑胰子四两,拌匀

【按语】绿豆主治清热解毒,《本经逢原》载其"明目,解附子、砒霜、诸石药毒"。冰片味辛、苦,性微寒,归心、肝、肺经,清香宣

散,具有清热解毒的功效。因此,本方在牵正散的基础上加绿豆白粉、冰片以解毒清热。

2.祛风润面散第二方

【医案】

光绪三十一年二月初九日,姚宝生谨拟慈禧太后祛风润面散一料。

绿豆白粉六分　山柰四分　白附子四分　白僵蚕四分冰片二分　麝香一分

共研为极细面,再过重绢罗,兑胰子四两,拌匀

【按语】麝香味辛,性温,归心、脾经,因其辛香,开通走窜,可行血中瘀滞,开经络之壅遏,而具有活血通络、止痛之功效。因此,本方在牵正散的基础上加麝香以开窍通络散瘀,与冰片配伍可清热开窍。

(二)香发散

【医案】

七月初五日(年份不详),慈禧太后发有油腻,姚宝生谨拟香发散,勿用水洗,将药掺上一篦即净,久用发落重生。

零陵草一两　辛夷五钱　玫瑰花五钱　檀香六钱　川锦纹四钱　甘草四钱　牡丹皮四钱　山柰三钱　丁香蒲桃三钱　细辛三钱　苏合油三钱　白芷三钱

共为细末,用苏合油拌匀,晾干,再研为细面,用时掺匀于发上,篦去

【按语】本医案大都为性温气厚之品,取通窍、避秽与温养之意,即可香发,又可防白。零陵草即《山海经》中的"薰草"、《开宝本草》中的"香草",《本草纲目》载其"薰草芳馨,其气辛散上达";

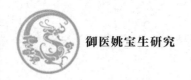

《名医别录》载其"去臭恶气"。《本草纲目》载山奈"生山中,人家栽之,根叶皆如生姜,作樟木香气";《名医别录》载其"可生鬓髪"。檀香、细辛、白芷均取其芳香之性。川锦纹,即四川产的锦文大黄,锦文大黄出自《千金要方》,此药与牡丹皮同用可避免上述药物过于温燥。

(三)牵正散

【医案】

光绪三十二年八月十六日,张仲元、姚宝生谨拟慈禧太后牵正散。

蓖麻子五钱(去皮)   全蝎一钱五分(去毒)   白附子五钱

共研为细末,兑大角子一两五钱,合匀,摊于布上,贴风府穴

【按语】蓖麻辛甘,性热,能开通诸窍经络,除有形滞物,利水气拔毒,外用屡效。

四、洗剂

(一)洗目方

1.洗目方第一方

【医案】

四月十三日(年份不详),姚宝生谨拟慈禧太后洗目方。

霜桑叶五钱,水煎,每日净面后洗目用

【按语】慈禧太后目力有所减退,故治以桑叶水煎洗目方。桑

叶祛风清热、凉血明目,《本草蒙筌》载其"煮汤,洗眼,去风泪"。

2.洗目方第二方

【医案1】

光绪三十一年正月十六日,姚宝生谨拟慈禧太后洗目方。

霜桑叶三钱,水煎,每日净面后洗目用

【医案2】

光绪三十一年正月十七日,加白菊花二钱。

【按语】菊花一药,主要分白菊、黄菊、野菊。黄菊和白菊具有疏散风热、平肝明目、清热解毒的功效。白菊味甘,清热力稍弱,擅长平肝明目。《日华子诸家本草》载白菊"利血脉,作枕明目";《珍珠囊》载其"养目血"。桑叶与菊花均能疏散风热、清泄肺肝,多用于外感风热、发热头痛、目赤肿痛等症,二药相辅相成。本方在桑叶的基础上加入白菊花,可增加清热明目之功效。

(二)清热明目洗眼方

【医案】

光绪三十一年六月二十四日,张仲元、姚宝生谨拟慈禧太后清热明目洗眼方。

甘菊三钱 霜桑叶三钱 金银花三钱 薄荷三分 黄连八分(研) 夏枯草三钱

水煎熏洗

【按语】金银花清热解毒,与薄荷同用,可疏表解热;菊花、桑叶疏散风热;夏枯草、薄荷清肝热;黄连清心火。上述诸药水煎熏洗,可使上焦热清、肝平目明。

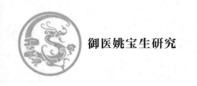

(三)清目养阴洗眼方

【医案】

　　光绪三十二年三月二十一日酉刻,姚宝生谨拟慈禧太后清目养阴洗眼方。

　　甘菊三钱　霜桑叶三钱　薄荷一钱　羚羊角一钱五分生地黄三钱　夏枯草三钱

　　共用水煎,先熏后洗

【按语】本方在原有洗目方的基础上加入薄荷、羚羊角、生地黄、夏枯草四味药物。羚羊角味咸,性寒,入肝、心经,具有平肝息风、清肝明目之功效。《本草纲目》记载:"羚羊角,入厥阴肝经。肝开窍于目,其发病也,目暗障翳,而羚羊角能主之。"《神农本草经》记载羚羊角"主明目,益气起阴"。羚羊角与生地黄同用,可清热养阴。夏枯草味苦、辛,性寒,入肝、胆经,具有清肝、明目、散结之功效,可治目疾为肝火所致者。《本草纲目》载其"治目疼";《本草通玄》载其"补养厥阴之血,又能疏通结气"。夏枯草与薄荷同用,可清肝热。羚羊角、生地黄、夏枯草与薄荷四味药物同用,可清热养阴,治疗肝经有热所致目疾。

(四)明目固齿方

【医案】

　　张仲元、姚宝生谨拟慈禧太后明目固齿方。

　　海盐两斤,拣净,以百沸汤泡,将盐化开,滤取精汁,入银锅内;熬干,研为细面,装瓷盒内;每早用一钱擦牙,以水漱口;用左、右手指互取口内盐津,洗两眼大小内眦,闭目良久;再用水洗面,能洞视千里,明目固齿,极为神妙。

【按语】海盐性寒,具有清火、凉血、解毒的作用,用于治疗齿龈出血、牙痛、目翳等症。《本草衍义》记载:"齿龈中多血出,常以盐汤漱,即已,益齿走血之验也。"《仁斋直指方论》记载:"白盐生研少许,频点,可治目中浮翳遮睛。"本方用海盐擦牙,可治疗及预防牙龈出血;用海盐洗目,可预防目翳,即现代医学中的"白内障"。

第五章　医案选论

姚宝生除为慈禧太后诊治外,还为光绪帝、李莲英总管、瑾妃、顺城郡王福晋、垣大奶奶、二格格、三格格、四格格、崔玉喜总管等人诊治,并参与了恭亲王的临终救治。

第一节　光绪皇帝医案

光绪皇帝,清德宗载湉,四岁时即皇帝位,自幼体弱多病,及至亲政,特别是戊戌变法失败后,抑郁不遂,以致诸多病症渐次加剧,体质每况愈下。光绪帝从 29 岁起病势渐次加重,37 岁已卧床不起、行动艰难,御医多方治疗,终因沉疴难起,于光绪三十四年十月二十一日病逝,年仅 38 岁。因光绪帝多种疾病缠身,故清宫医案中对光绪皇帝的症状描述较为复杂,有面色青黄而滞、头痛、牙痛、牙龈出血、唇焦口渴、咽痒呛咳、心悸、耳内烘声、胸闷、腹中窄狭、食欲不振、嗳气嘈杂、消化不快、肢体倦怠、下部觉空、气短懒言、两肩坠痛、夜寐少眠、醒后筋脉觉僵、难以转侧、梦闻金声、偶或滑精、坐立稍久则腰膝酸疼、劳累稍多则心中迷惑、心中无因自觉发笑、下部潮湿寒凉、大便糟粕时或燥结、小便频数时或艰涩不利等症。

　　姚宝生审证求因，认为诸症多由禀赋素弱、心脾久虚、肝肾不足、虚火上炎灼其津液、气血久亏所致，病本在虚，根本亏损，治以甘温之法，以补阴阳。但阴阳之中，又以水亏火旺为主，不受大温补剂，治宜养心润肺、壮水镇火、扶脾生津。养心即可降火，健脾自可生津，于是心、脾、肺、肾均可得养。医案中多用玄参、干地黄补气滋阴；茯神、远志、枣仁宁心安神；辅以桑叶、菊花疏风清热。对于湿热熏蒸以致神志虚怯、元真不能畅和者，多用壮水镇火、消滞行气之品。对于湿热熏蒸、灼其津液、气血久亏、周身时觉不适者，治宜养心扶脾、润肺生津、滋益肝肾。对于胃间尚有饮热、头晕、偏右作疼、呕吐、水饮食谷不香、耳鸣作响者，治宜和中平胃化饮。对于蓄饮滞未净，以致食后恶心、膈间气道欠舒、身肢尚倦者，治宜调中化湿饮。对于肝胃蓄有湿热、食水消化不易、暑邪未净致腹痛下泻者，治宜养心健脾、平胃化湿。

【医案1】

　　十二月初一日（年份不详），朱焜、门定鳌、杨际和、姚宝生请得皇上脉息左关沉弦而数，右寸关浮数无力，两尺细弱，沉取尤甚；面色青黄而滞，左鼻孔微肿，牵连颊颐发木，掣及太阳，并耳后觉痛，坐久头疼；咽喉觉挡，右边微疼，腭间偏左，粟泡呛破，漱口时或带血，咽物疼痛较轻；左牙仍疼，舌苔中灰边黄；鼻仍燥痛，偏左较甚，有时涕见黑丝；唇焦口渴，咽痒呛咳，频作太息；气不舒畅，心烦而悸，不耐事扰；目中白睛红丝未净，视物眜蒙，左眼胞时觉发胀；耳内烘声，偶有听无所闻；胸中发堵，呼吸言语丹田气海郁滞不舒，

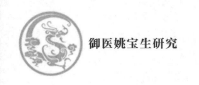

腹中窄狭,少腹时见气厥,下部觉空,推揉按摩稍觉舒畅;气短懒言,两肩坠痛;夜寐少眠,醒后筋脉觉僵,难以转侧,梦闻金声,偶或滑精;坐立稍久则腰膝酸疼,劳累稍多则心中迷惑,心中无因自觉发笑;进膳不香,消化不快;精神欠佳,肢体倦怠;下部潮湿寒凉,大便不调,小便频数,时或艰涩不利。

玄参五钱　朱茯神二钱　朱茯苓二钱　细生地黄三钱　生栀子二钱五分　川芎一钱五分　牛蒡子二钱　南桔梗三钱　酒黄芩三钱　霜桑叶三钱　甘菊二钱　胡黄连六分(酒炒)　白蒺藜三钱

引用牡丹皮二钱(淡盐水炒,勿焦)、薄荷一钱

【医案2】

十二月初五日(年份不详),朱焜、门定螯、杨际和、姚宝生请得皇上脉息左关沉弦稍数,右寸关浮数无力,两尺细弱,沉取尤甚;面色青黄而滞,左鼻孔内小疮已破,痛亦渐减,肿亦渐消;左边颊颐发木及太阳耳后仍有时作痛;左边项筋酸疼,坐久头痛;腭间偏左粟泡呛破,漱口时或见带有血丝,咽物觉痛较轻;咽喉觉挡,右边微疼,舌苔中灰边黄,左牙仍疼;鼻中干燥已渐轻,有时涕见黑丝;唇焦口渴,咽痒呛咳;气不舒畅,心烦而悸,不耐事扰,时作叹息;目中白睛红丝未净,视物眛蒙,左眼较甚,眼胞时觉发胀;耳内烘声,偶有听无所闻;胸中发堵,呼吸言语丹田气海郁滞不舒,腹中窄狭,少腹时见气厥,下部觉空,推揉按摩稍觉舒畅;气短懒言,两肩坠痛;夜寐少眠,醒后筋脉觉僵,难以转侧,梦闻金声,偶或滑精;坐立稍久则腰膝酸疼,劳累稍多则心中迷惑,心中无因自觉发笑;进膳不香,消化不快;精神欠佳,肢

体倦怠；夜间发热，动则气喘，步履无力，腿筋作抽；下部潮湿寒凉，大便燥结，小便频数，时或艰涩不利。

玄参五钱　朱茯神二钱　朱茯苓二钱　细生地黄三钱
生栀子二钱五分　川芎一钱　天花粉二钱　南桔梗三钱
酒黄芩三钱　霜桑叶三钱　甘菊二钱　连翘一钱五分　牡
丹皮二钱

引用淡竹叶二钱、薄荷一钱

【按语】光绪帝上述诸症皆由禀赋素弱、心脾久虚、肝肾不足、虚火上炎灼其肺金、木燥风生所致，治以培元固本之剂，方能速效。因虚不受补，用药实系掣肘，故以养心润肺、壮水镇火、扶脾生津之剂。本医案中以玄参、生地黄补气滋阴；栀子清热，佐以疏风清热之品；茯神养心安神；桑叶、菊花、连翘疏风清热；桔梗宣肺利咽。《神农本草经疏》记载："桔梗，观其所主诸病，应是辛苦甘平，微温无毒。伤寒邪结胸胁，则痛如刀刺；邪在中焦，则腹满及肠鸣幽幽，辛散升发，苦泄甘和，则邪解而气和，诸证自退矣。其主惊恐悸气者，心脾气血不足，则现此证，诸补心药中，借其升上之力，以为舟楫胜载之用，此佐使之职也。"

【医案3】

二月初一日（年份不详），朱焜、门定鳌、李德昌、姚宝生请得皇上脉息左关弦软而数，右寸关滑数无力，两尺细弱，沉取尤甚；面色青黄而滞，左鼻孔内有时燥痛，觉有气味，或见涕有黑丝；头觉眩晕，坐久则疼；眉间刻下欲起小疱，左边颊颐发木，耳后项筋酸疼；腭间偏左粟泡呛破，漱口时或带血丝；咽喉觉挡，左边似欲起泡，右边微疼；咽物痛似减轻，味仍发咸，舌苔中灰边黄，左牙疼痛；唇焦起皮，口渴思饮，

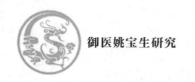

咽痒呛咳；气不舒畅，心烦而悸，不耐事扰，时作叹息；目中白睛红丝未净，视物眯蒙，左眼较甚，眼胞时觉发胀；耳内觉聋，时作烘声；胸中发堵，呼吸言语丹田气觉不足，腹中窄狭，少腹时见气厥，下部觉空，推揉按摩稍觉舒畅；气短懒言，两肩坠痛；夜寐少眠，醒后筋脉觉僵，难以转侧，梦闻金声，偶或滑精；坐立稍久则腰膝酸疼，劳累稍多则心中迷惑，心中无因自觉发笑；进膳不香，消化不快；精神欠佳，肢体倦怠，若劳累则腰酸腿疼更甚；下部潮湿寒凉，大便燥结，小便频数，时或艰涩不利。

云茯苓二钱　　茯神二钱　　淮山药三钱　　细生地黄三钱
朱麦冬三钱（去心）　　玄参三钱　　杭白芍三钱　　金石斛三钱
女贞子三钱　　薏苡仁五钱（炒）　　甘菊二钱　　霜桑叶二钱
生甘草八分

引用桔梗一钱五分

【医案4】

二月初十日（年份不详），朱焜、门定鳌、李德昌、姚宝生请得皇上脉息左关弦软虚数，右寸关滑数无力，两尺细弱，沉取尤甚；面色青黄而滞，左鼻孔内有时燥痛，觉有气味，或见涕有黑丝；头觉眩晕，坐久则疼，眉间刻下欲起小疮，左边颊颐发木，耳后项筋酸疼；腭间偏左粟泡呛破，漱口时或带血丝，咽喉觉挡，左边似欲起泡，右边微疼；咽物似觉不利，味仍发咸；舌苔中灰边黄，左牙疼痛；唇焦起皮，口渴思饮，咽痒呛咳；气不舒畅，心烦而悸，不耐事扰，时作叹息；目中白睛红丝未净，视物眯蒙，左眼较甚，眼胞时觉发胀；耳内觉聋，时作烘声；胸中发堵，不时打嗝，有生食味；呼吸言语丹田气觉不足，腹中窄狭，少腹时见气厥，下部觉空，推揉按摩稍觉舒畅;气短懒言,两肩坠痛;夜寐少眠,梦魇多怖,醒后筋惕肉眴、肢体觉僵、难以转侧,梦闻金声,偶或滑精;坐立稍久则腰膝酸疼,劳累稍多则心中迷惑,心中无因自觉发笑;进膳不香,谷食不化,腹中发胀;精神欠佳,肢体倦怠,行动微喘;手足发胀,两手较重,甚或执笔觉不得力,若劳累则腰酸腿疼更甚;下部潮湿寒凉,大便燥结,小便频数,时或艰涩不利。

朱茯神二钱　朱茯苓二钱　细生地黄三钱　远志肉五分　谷芽三钱(炒)　大腹皮二钱(淡姜水制)　杭白芍三钱　金石斛三钱　酸枣仁二钱(炒)　川郁金一钱(研)　炙香附一钱五分　霜桑叶二钱　生甘草八分

引用甘菊一钱

【医案5】

八月初一日(年份不详),杨际和、姚宝生请得皇上左关弦软而数,右寸关沉滑少力,两尺细弱,沉取尤甚;面色青黄而滞,左鼻孔内有时燥痛,觉有气味,或见涕有黑丝;头觉眩晕,坐久则疼;面上时或起有小疮,左边频颐发木,耳后项筋酸疼;腭间偏左粟泡呛破,漱口时或带血丝;咽喉觉挡,左边时或起泡,右边微疼,咽物似觉不利,味仍发咸;舌苔中灰边黄,左牙疼痛;唇焦起皮,唇上刻下小疮已消,口渴思饮,咽痒呛咳;气不舒畅,心烦而悸,不耐事扰,时作叹息;目中白睛又起红丝,视物眊蒙,左眼较甚,眼胞时觉发胀;耳内觉聋,时作烘声;身肢觉软,气短懒言,饮食减少;心虚血燥,见有发落;胸中发堵,不时打嗝,有生食味,嗳气嘈杂;呼吸言语丹田气觉不足,腹中窄狭,少腹时觉气厥,中州气怯,下部觉空,推揉按摩稍觉舒畅;两肩坠痛,心烦躁汗,夜寐不实,耳觉作响,梦魇惊怖,醒后筋惕肉眴、肢体觉僵、难以转侧,

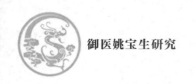

梦闻金声,偶或滑精;坐立稍久则腰膝酸疼,劳累稍多则心中迷惑,心中无因自觉发笑;进膳不香,谷食不化;肺燥气虚,时或偏右头疼,腹中发胀,牵引少腹抽痛,时常滑精,精神欠佳;肢体倦怠,夜间发热,动坐气喘,步履无力;手足发胀,两手觉重甚,或执笔觉不得力,若劳累则腰酸腿疼更甚,腿筋作抽;下部潮湿寒凉,大便糟粕,时或燥结,小便频数,时或艰涩不利。

云茯苓三钱　焦枣仁二钱　杭白芍二钱　淮山药三钱
细生地黄三钱　甘菊一钱五分　霜桑叶二钱　朱麦冬二钱
沙参二钱　天冬二钱　金石斛三钱　炙甘草一钱

引用石莲子三钱(研)、竹茹一钱五分

【按语】湿热熏蒸以致气不清利、周身不适等症,治宜养心扶脾、润肺生津、滋益肝肾之法。方中茯神、远志、枣仁宁心安神;白芍、麦冬、天冬、沙参滋阴补益气血;山药、生地黄滋阴补肾;金石斛滋肝肾之阴。以上药物合用,共奏培元固本、壮水镇火之功效。

【医案6】

十月初一日(年份不详),杨际和、姚宝生请得皇上左关弦软稍数,右寸关滑软近数,两尺细弱,沉取尤甚;面色青黄而滞,左鼻孔内有时燥痛,觉有气味,或见涕有黑丝;头觉眩晕,坐久则疼;面上时或起有小疮,左边频颐发木,耳后项筋酸疼;腭间偏左粟泡呛破,漱口时或带血丝;咽喉觉挡,左边时或起泡,右边微疼,咽物似觉不利,味仍发咸;舌苔中灰边黄,左牙疼痛;唇焦起皮,口角仍见色青,作渴思饮,咽痒呛咳;气不舒畅,心烦而悸,不耐事扰,时作叹息;目中白睛又起红丝，视物眯蒙，左眼较甚，上下眼胞色青，时觉发胀；耳内觉聋，时作烘声；身肢觉软，气短懒言，饮食减少；心虚血燥，见有发落；胸中发堵，不时打嗝，有生食味，嗳气嘈杂；呼吸言语丹田气觉不足，腹中窄狭，少腹时觉气厥，中州气怯，下部觉空，推揉按摩稍觉舒畅；两肩坠痛，心烦躁汗，夜寐不实，耳觉作响，梦魇惊怖，醒后筋惕肉𥆧、肢体觉僵、难以转侧，梦闻金声，偶或滑精；坐立稍久则腰膝酸疼，劳累稍多则心中迷惑，心中无因自觉发笑；进膳不香，谷食不化；肺燥气虚，时或偏右头疼；腹中发胀，牵引少腹抽痛，时常滑精，精神欠佳；肢体倦怠，夜间发热，动则气喘；步履无力，手足发胀，两手觉重，或执笔觉不得力，若劳累则腰酸腿疼更甚，腿筋作抽；下部潮湿寒凉，大便糟粕，时或燥结，小便频数，时或艰涩不利。

柏子仁二钱　玄参三钱　细生地黄三钱　生杭白芍二钱　淮山药二钱（炒）　茯苓三钱　金石斛二钱　知母一钱五分（炒）　川柏一钱（盐炙）　泽泻一钱五分　甘菊二钱　山萸肉八分

引用霜桑叶二钱

【医案7】

十二月十五日（年份不详），李德昌、姚宝生请得皇上左关弦软稍数，右寸关滑软近数，两尺细弱，沉取尤甚；面色青黄而滞，左鼻孔内有时燥痛，觉有气味，或见涕有黑丝；头觉眩晕，坐久则疼；面上时或起有小疮，左边频颐发木，耳后项筋酸疼；腭间偏左粟泡呛破，漱口时或带血丝，咽喉觉挡，左边时或起泡，右边微疼，咽物似觉不利，味仍发咸；舌苔中灰边黄，左牙疼痛；唇焦起皮，口角仍见色青，作渴思饮，咽痒呛咳；气不舒畅，心烦而悸，不耐事扰，时作叹息；目中白晴

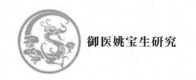

又起红丝,视物眛蒙,左眼较甚,上下眼胞色青,时觉发胀;耳内觉聋,时作烘声;身肢觉软,气短懒言,饮食减少;心虚血燥,见有发落;胸中发堵,不时打嗝,有生食味,嗳气嘈杂;呼吸言语丹田气觉不足,腹中窄狭,少腹时觉气厥,中州气怯,下部觉空,推揉按摩稍觉舒畅;两肩坠痛,心烦躁汗,夜寐不实,耳觉作响,梦魇惊怖,醒后筋惕肉瞤、肢体觉僵、难以转侧,梦闻金声,偶或滑精;坐立稍久则腰膝酸疼,劳累稍多则心中迷惑,心中无因自觉发笑;进膳不香,谷食不化;肺燥气虚,时或偏右头疼,腹中发胀,牵引少腹抽痛,时常滑精,精神欠佳;肢体倦怠,夜间发热,动则气喘;步履无力,手足发胀,两手觉重,或执笔觉不得力,若劳累则腰酸腿疼更甚,腿筋作抽;下部潮湿寒凉,大便糟粕,时或燥结,小便频数,时或艰涩不利。、

柏子仁二钱　茯苓三钱　细生地黄三钱　生杭白芍二钱　薏苡仁三钱(炒)　金石斛三钱　牡丹皮一钱五分　陈皮一钱五分　霜桑叶二钱　甘菊二钱　知母二钱(盐炙)麦冬二钱

引用竹叶二钱

【按语】因肺燥气虚,故鼻内燥痛、涕有黑丝,漱口时或带血丝;头目偶若受风,目中白睛可见赤肿、干涩,头仍觉晕,咽痒呛咳。治宜培元固本,并加用清热化饮之品。方中柏子仁养心安神;生地黄、白芍滋阴,养肝血;金石斛、知母滋阴清热。

【医案8】

二月十九日(年份不详),杨际和、姚宝生请得皇上左关弦软稍浮,右寸关沉滑而数,两尺细弱,沉取尤甚;面色青黄

而滞,左鼻孔内有时燥痛,觉有气味,或见涕有黑丝;头觉眩晕,坐久则疼;面上时或起有小疡,左边颊颐发木,耳后项筋酸疼;腭间偏左粟泡呛破,漱口时或带血丝;咽喉觉挡,左边时或起泡,右边微疼,咽物似觉不利,味仍发咸;舌苔中灰边黄,左牙疼痛;唇焦起皮,口角仍见色青,耳稍发黄;作渴思饮,咽痒呛咳,气不舒畅,心烦而悸,不耐事扰,时作叹息;目中白睛又起红丝,视物眯蒙,左眼较甚,上下眼胞色青,时觉发胀;耳内觉聋,时作烘声;身肢觉软,气短懒言,饮食减少;心虚血燥,见有发落;胸中发堵,不时打嗝,有生食味,嗳气嘈杂;呼吸言语丹田气觉不足,腹中窄狭,少腹时觉气厥,中州气怯,下部觉空,推揉按摩稍觉舒畅;两肩坠痛,心烦躁汗,夜寐不实,耳觉作响,梦魇惊怖,醒后筋惕肉瞤、肢体觉僵、难以转侧,梦闻金声,偶或滑精;坐立稍久则腰膝酸疼,劳累稍多则心中迷惑,心中无因自觉发笑;进膳不香,谷食不化;肺燥气虚,时或偏右头疼,腹中发胀,牵引少腹抽痛,时常滑精,精神欠佳;肢体倦怠,夜间发热,动则气喘,步履无力,手足发胀,两手觉重,或执笔觉不得力,若劳累则腰酸腿疼更甚,腿筋作抽;下部潮湿寒凉,大便糟粕,时或燥结,小便频数,时或艰涩不利。

薄荷五分　川芎一钱五分　陈皮一钱五分　砂仁八分(研)　云茯苓三钱　桑叶二钱　甘菊二钱　焦槟榔三钱酒黄芩一钱五分　薏苡仁三钱(炒)　生白芍二钱　生甘草七分

引用竹茹二钱、鲜芦根一支(切碎)

【按语】对于外感未净,胃间尚有饮热,头晕,偏右作疼,呕吐水饮,食谷不香,耳鸣作响,治宜清上和中、平胃化饮。方中薄荷

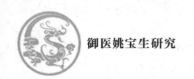

疏散风热、清利头目;桑叶、菊花清肝热;黄芩清上焦之热;陈皮、茯苓、薏苡仁健脾化湿;砂仁醒脾和胃调中;槟榔下气消滞。

【医案9】

二月二十一日(年份不详),杨际和、姚宝生请得左关弦软近数,右寸关沉滑而数,两尺细弱,沉取尤甚;面色青黄而滞,左鼻孔内有时燥痛,觉有气味,或见涕有黑丝;头觉眩晕,坐久则疼;面上时或起有小疮,左边颊颐发木,耳后项筋酸疼;腭间偏左粟泡呛破,漱口时或带血丝;咽喉觉挡,左边时或起泡,右边微疼,咽物似觉不利,味仍发咸;舌苔中灰边黄,左牙疼痛;唇焦起皮,口角仍见色青,耳稍发黄;作渴思饮,咽痒呛咳,气不舒畅,心烦而悸,不耐事扰,时作叹息;目中白晴又起红丝,视物眯蒙,左眼较甚,上下眼胞色青,时觉发胀;耳内觉聋,时作烘声;身肢觉软,气短懒言,饮食减少;心虚血燥,见有发落;胸中发堵,不时打嗝,有生食味,嗳气嘈杂;呼吸言语丹田气觉不足,腹中窄狭,少腹时觉气厥,中州气怯,下部觉空,推揉按摩稍觉舒畅;两肩坠痛,心烦躁汗,夜寐不实,耳觉作响,梦魇惊怖,醒后筋惕肉瞤、肢体觉僵、难以转侧,梦闻金声,偶或滑精;坐立稍久则腰膝酸疼,劳累稍多则心中迷惑,心中无因自觉发笑;进膳不香,谷食不化;肺燥气虚,时或偏右头疼;腹中发胀,牵引少腹抽痛,时常滑精,精神欠佳;肢体倦怠,夜间发热,动则气喘,步履无力,手足发胀,两手觉重,或执笔觉不得力,若劳累则腰酸腿疼更甚,腿筋作抽;下部潮湿寒凉,大便糟粕,时或燥结,小便频数,时或艰涩不利。

细生地黄三钱　杭白芍二钱　淮山药二钱(炒)　云茯苓三钱　薏苡仁三钱(炒)　陈皮一钱五分　砂仁八分(研)

川芎一钱五分　甘菊二钱　桑叶二钱　酒黄芩一钱五分
生甘草七分

引用竹茹二钱、鲜芦根一支（切碎）

【按语】对于胃间饮热未清者,治宜清上理脾、滋养肝阴。生地黄、白芍养肝阴;桑叶、菊花清肝热;山药、茯苓、薏苡仁、陈皮健脾化湿;砂仁醒脾行气和胃。

【医案10】

五月十四日（年份不详）,杨际和、姚宝生请得左关沉弦见软,右寸关沉滑少力,两尺细弱,沉取尤甚;面色青黄而滞,左鼻孔内有时燥痛,觉有气味,或见涕有黑丝;头觉眩晕,坐久则疼;面上时或起有小疡,左边颊颐发木,耳后项筋酸疼;腭间偏左粟泡呛破,漱口时或带血丝;咽喉觉挡,左边时或起泡,右边微疼,咽物似觉不利,味仍发咸;舌苔中灰边黄,左牙疼痛;唇焦起皮,口角仍见色青,耳稍发黄;作渴思饮,咽痒呛咳,气不舒畅,心烦而悸,不耐事扰,时作叹息;目中白睛又起红丝,视物眜蒙,左眼较甚,上下眼胞色青,时觉发胀;耳内觉聋,时作烘声;身肢觉软,气短懒言,饮食减少;心虚血燥,见有发落;胸中发堵,不时打嗝,有生食味,嗳气嘈杂;呼吸言语丹田气觉不足,腹中窄狭,少腹时觉气厥,中州气怯,下部觉空,推揉按摩稍觉舒畅;两肩坠痛,心烦躁汗,夜寐不实,耳觉作响,梦魇惊怖,醒后筋惕肉瞤、肢体觉僵、难以转侧,梦闻金声,偶或滑精;坐立稍久则腰膝酸疼,劳累稍多则心中迷惑,心中无因自觉发笑;进膳不香,谷食不化;肺燥气虚,时或偏右头疼;腹中发胀,牵引少腹抽痛,时常滑精,精神欠佳;肢体倦怠,夜间发热,动则气喘;步履

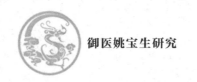

无力,手足发胀,两手觉重,或执笔觉不得力,若劳累则腰酸腿疼更甚,腿筋作抽;下部潮湿寒凉,大便糟粕,时或燥结,小便频数,时或艰涩不利。

朱茯苓三钱　扁豆四钱(炒)　炙厚朴二钱　陈皮二钱
半夏曲三钱　茅苍术二钱(炒)　煨木香一钱　霜桑叶二钱
甘菊二钱　竹茹三钱　车前子三钱(包煎)　炙甘草八分
引用谷芽三钱(炒)

【按语】对于停蓄饮滞未净以致食后恶心、膈间气道欠舒、身肢尚倦者,宜用调中化湿饮调理。本方以平胃散化裁,燥湿运脾,行气和胃,治光绪皇帝艰涩不利之证。方中茯苓、扁豆健脾化湿;桑叶、菊花清肝热;竹茹降胃和逆;木香行气健脾消食;车前子清热利尿通淋。

【医案11】

七月初一日(年份不详),杨际和、姚宝生请得左关弦而近数,右寸关沉滑稍数,两尺细弱,沉取尤甚;面色青黄而滞,左鼻孔内有时燥痛,觉有气味,或见涕有黑丝;头觉眩晕,坐久则疼;面上时或起有小疡,左边颊颐发木,耳后项筋酸疼;腭间偏左粟泡呛破,漱口时或带血丝;咽喉觉挡,左边时或起泡,右边微疼,咽物似觉不利,味仍发咸;舌苔中灰边黄,左牙疼痛;唇焦起皮,口角仍见色青,耳稍发黄;作渴思饮,咽痒呛咳,气不舒畅,心烦而悸,不耐事扰,时作叹息;目中白睛又起红丝,视物眯蒙,左眼较甚,上下眼胞色青,时觉发胀;耳内觉聋,时作烘声;身肢觉软,气短懒言,饮食减少;心虚血燥,见有发落;胸中发堵,不时打嗝,有生食味,嗳气嘈杂;呼吸言语丹田气觉不足,腹中窄狭,少腹时觉气厥,中州气怯,下部觉空,推揉按摩稍觉舒畅;两肩坠痛,心烦躁汗,夜寐不实,耳觉作响,梦魇惊怖,醒后筋惕肉瞤、肢体觉僵、难以转侧,梦闻金声,偶或滑精;坐立稍久则腰膝酸疼,劳累稍多则心中迷惑,心中无因自觉发笑;进膳不香,谷食不化;肺燥气虚,时或偏右头疼;腹中发胀,牵引少腹抽痛,时常滑精,精神欠佳;肢体倦怠,夜间发热,动则气喘;步履无力,手足发胀,两手觉重,或执笔觉不得力,若劳累则腰酸腿疼俞甚,腿筋作抽;下部潮湿寒凉,大便糟粕,时或燥结,小便频数,时或艰涩不利。

朱茯神四钱 白芍三钱(炒) 陈皮一钱五分 霍梗一钱五分 香薷一钱 薏苡仁三钱(炒) 扁豆四钱(炒) 炙厚朴二钱 荑连八分(研) 谷芽三钱(炒) 猪苓二钱 茅苍术一钱五分(炒)

引用益元散三钱(煎)

【按语】对于肝胃蓄有湿热,食水消化不易,暑邪未净以致腹痛、大便下泻者,治宜养心健脾、平胃化湿。朱茯神为茯神块加朱砂细粉所成,具有宁心安神之功效。方中白芍养血柔肝;香薷祛除暑湿,与霍梗同用,可调中行气化湿,助脾胃正气;陈皮、薏苡仁、扁豆、厚朴健脾化湿。

第二节　李莲英总管医案

李莲英,原名李进喜,慈禧太后赐名连英,俗作莲英,为清朝

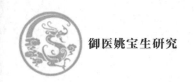

慈禧时期的总管太监。李莲英素有脾胃不和、胃肠湿热内停之证。姚宝生于光绪三十年至光绪三十四年间为李莲英总管诊治,这期间李莲英年事已高,脾胃虚弱更甚,治疗上常以四君子汤健运中气、振奋脾元;常以异功散加减用于脾虚气滞湿阻之证;常以参苓白术散健脾化湿。另外,常用党参补益元气;常用茯苓、陈皮、白术、薏苡仁、扁豆健脾化湿;常用砂仁醒脾和胃;常用香附疏肝理气;佐以谷芽、神曲健运脾胃,消食化滞。

【医案1】

　　光绪三十年四月初七日,庄守和、姚宝生看得总管脉息左关稍弦,右寸关缓滑,神力见好,唯脾元未实,肠胃稍有湿热。今用益气理脾化湿之法调治。

　　党参三钱　生白术一千五分　白术一钱五分(炒)　陈皮八分　茯苓三钱　连翘叶黄芩一钱　薏苡仁四钱(炒),扁豆三钱(炒)　广砂仁七分(研)　炙香附一钱　谷芽三钱(炒)　藿梗八分　炙甘草八分

　　引用佛手柑六分

【医案2】

　　光绪三十年四月初八日,照原方(李莲英总管)。

【医案3】

　　光绪三十年四月初九日,照原方减连翘叶黄芩,加荷梗一尺(李莲英总管)。

【医案4】

　　光绪三十年四月初十日,照原方(李莲英总管)。

【医案5】

　　光绪三十年四月十一日,照原方(李莲英总管)。

【医案6】

　　光绪三十年四月十二日,照原方(李莲英总管)。

【医案7】

光绪三十年四月十八日,庄守和、姚宝生看得总管脉息左关稍弦,右寸关缓滑,神力见好,唯脾元未实,胃气稍有欠和。今用益气理脾和胃之法调治。

党参三钱　生白术一钱五分　白术一钱五分(炒)　陈皮八分　茯苓三钱　扁豆三钱　薏苡仁四钱(炒)　炙香附一钱　广砂仁七分(研)　生神曲两钱　谷芽三钱(炒)　藿梗八分　炙甘草八分

引用佛手柑八分

【医案8】

光绪三十年四月十九日,照原方(李莲英总管)。

【医案9】

光绪三十年四月二十日,照原方(李莲英总管)。

【医案10】

光绪三十年四月二十一日,张仲元、姚宝生看得总管脉息左关稍弦,右寸关缓滑,神力见好,唯脾元欠实,中气稍有未和。今用益气理脾合中之法调治。

党参三钱　生白术一钱五分　白术一钱五分(炒)　陈皮八分　茯苓三钱　扁豆三钱(炒)　薏苡仁四钱(炒)　炙香附一钱　广砂仁七分(研)　带芯建莲三钱(研)　谷芽三钱(炒)　藿梗八分　炙甘草八分

引用佛手柑八分

【医案11】

光绪三十年四月二十二日,照原方(李莲英总管),此方改熬膏子药。

【按语】上述医案均为异功散加减。异功散由四君子汤加陈

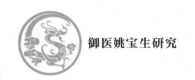

皮组成,可益气健脾、行气化滞。方中党参益气健脾;白术健脾燥湿,加强益气助运之力;茯苓健脾渗湿,与白术相配,则健脾祛湿之功效益著;陈皮健脾行气;甘草调和诸药。以上五味药物合用,共奏益气健脾、行气化滞之功效。本医案在异功散的基础上加扁豆、薏苡仁以健脾化湿;加砂仁、藿梗以醒脾行气化湿;加香附以疏肝解郁,肝木调达助脾气健运;加谷芽、神曲以健胃消食化滞;加佛手柑以理气和胃。诸药合用,共奏益气健脾、化湿和胃之功效。

【医案 12】

光绪三十一年正月初一日,庄守和、姚宝生看得总管脉息左关稍弦,右寸关缓滑,神力甚好,胃气欠和,稍蓄饮滞。今用和胃调中之法调治。

茯苓三钱　广陈皮八分　焦麦芽二钱　神曲二钱(炒)
姜黄连六分(研)　竹茹二钱　茅苍术一钱(炒)　藿梗六分
　　引用佛手柑六分

【按语】因神力见好,故去党参,以调和脾胃为主。方中茯苓、苍术健脾化湿;陈皮理气健脾;麦芽、神曲健胃消滞;姜黄连、竹茹清热和胃降逆;藿梗、佛手柑理气行气调中。诸药合用,共奏健脾化湿、理气和胃之功效。

【医案 13】

光绪三十一年正月初六日,庄守和、姚宝生看得总管脉息左关稍弦,右寸关缓滑,神力甚好,唯气道有时欠调,稍有浮热。今用理脾调气化湿膏调治。

生白术六钱　茯苓六钱　薏苡仁九钱(炒)　陈皮三钱
扁豆六钱(炒)　神曲六钱(炒)　炙香附三钱　甘菊四钱
佛手柑二钱　生甘草三钱

共以水煎透去渣,再熬,浓汁稍兑炼蜜为膏,每服三钱,
开水冲服

【按语】较上方加扁豆、薏苡仁以健脾化湿,加甘菊以清
肝热。

【医案14】

光绪三十一年正月初八日,姚宝生看得总管脉息左关
稍弦、右寸关缓滑,神力甚好,唯气道未畅,稍蓄痰饮。今用
理气化痰之法调治。

炙枇杷叶一钱五分　橘红七分(老树)　川贝母一钱五
分(研)　茯苓三钱　生白术三钱　薏苡仁三钱(炒)　炙香
附八分　神曲三钱(炒)　佛手柑八分　生甘草六分

引用鲜芦根一支(切碎)

【医案15】

光绪三十一年正月初九日,庄守和、姚宝生看得总管脉
息左关稍弦,右寸关缓滑,神力甚好,唯气道未畅,稍有饮
热。今用理气化痰之法调治。

茯苓三钱　生白术二钱　薏苡仁三钱(炒)　神曲二钱
(炒)　川贝母一钱五分(研)　炙枇杷叶一钱五分　橘红七
分(老树)　酒黄芩八分　佛手柑八分　甘草六分

引用鲜芦根一支(切碎)

【医案16】

光绪三十一年正月初十日,照原方(李莲英总管)。

【按语】本医案中枇杷叶、橘红、川贝母、黄芩清肺化痰;茯
苓、生白术、薏苡仁健脾化湿;香附、佛手柑疏肝理气。诸药合
用,共奏健脾理气、化痰止咳之功效。

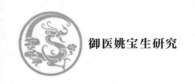

【医案17】

　　光绪三十一年正月十一日午刻，庄守和、姚宝生看得总管脉息左关稍弦，右寸关滑而近数，肺胃饮热，稍有浮感，以致头晕恶寒、皮肤作痒。今用清解和中之法调治。

　　荆芥一钱五分　　桑叶二钱　　菊花二钱　　酒黄芩一钱　藿梗八分　　建曲一钱五分　　谷芽三钱（炒）　　薏苡仁三钱（炒）　　陈皮八分　　炙枇杷叶二钱

　　引用鲜芦根一支（切碎）

　　【按语】肺胃饮热所致头晕恶寒、皮肤作痒之证，治宜清解和中。荆芥具有祛风发表之功效，善治皮肤瘙痒。《本草纲目》记载："荆芥，入足厥阴经气分，其功长于祛风邪、散瘀血、破结气、消疮毒。盖厥阴乃风木也，主血而相火寄之。故风病、血病、疮病为要药。"桑叶、菊花其性清扬，清上焦之热；黄芩清肺经之热；枇杷叶清热化痰和胃；陈皮、藿梗理气宽中；建曲、谷芽化滞健脾。诸药合用，共奏清解上焦、健脾化痰、理气和胃之功效。

【医案18】

　　光绪三十一年正月二十一日，张仲元、姚宝生谨拟李莲英总管和中化湿饮。

　　云茯苓三钱　　焦白术二钱　　陈皮八分　　炙香附七分　酒黄芩一钱　　甘菊一钱五分　　谷芽三钱（炒）　　鲜青果七个（研）

　　水煎温服

【医案19】

　　光绪三十一年正月二十二日，张仲元、姚宝生看得总管脉息左关稍弦，右寸关滑而稍数，中期欠调，稍蓄湿热。今用理脾化湿热之法调治。

茯苓三钱　焦白术三钱　陈皮八分　谷芽三钱(炒)

酒黄连八分(研)　甘菊二钱　神曲三钱(炒)　炙香附八分

藿梗六分　薏苡仁三钱(炒)　合欢皮一钱

引用鲜青果五个(研)

【医案20】

光绪三十二年正月初四日,张仲元、姚宝生看得总管脉息左关见弦,右寸关滑而稍数,神力甚好,唯胃气欠和、稍蓄湿热。今用理脾和胃化湿之法调治。

生白术三钱　党参三钱　陈皮八分　云茯苓三钱　姜黄连八分(研)　砂仁八分(研)　神曲三钱(炒)　薏苡仁三钱(炒)　谷芽三钱(炒)　竹茹二钱　甘草八分

引用煨木香五分

照本方加藿梗四分

【按语】李莲英前后脉象案表明,其患脾胃虚弱、湿浊内阻之证,故本案治以异功散加减,颇为得当。方中佐以化湿醒脾、健胃消滞之品。

【医案21】

光绪三十二年五月十四日戌刻,姚宝生看得总管脉息左关沉弦、右寸关缓滑,神力甚好,唯肺胃稍蓄湿热、气道欠舒。今用调中化湿饮调治。

藿梗四分　扁豆三钱(炒)　广陈皮七分　生白术八分竹茹八分　淡竹叶六分

引用益元散一钱五分(煎)

【医案22】

光绪三十二年五月十八日酉刻,张仲元、姚宝生看得总

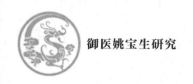

管脉息左关稍弦,右寸关沉缓,中气欠舒,脾湿健运不畅。今用醒脾化湿之法调治。

生白术一钱五分　白术一钱五分(炒)　茯苓三钱　焦茅苍术八分　广砂仁八分(研)　扁豆三钱(炒)　藿梗三分车前子二钱(包煎)　广陈皮八分　炙甘草八分

引用党参二钱

【医案23】

光绪三十二年五月十九日,张仲元、姚宝生看得总管脉息左关稍弦,右寸关沉缓,中气欠舒,脾湿健运不畅。今用醒脾化湿之法调治。

生白术三钱　人参四分　党参一钱五分　扁豆三钱谷芽二钱(炒)　广陈皮八分　炙甘草八分　广砂仁八分(研)　云茯苓三钱　藿梗三分　泽泻八分

引用金石斛一钱五分

【医案24】

光绪三十二年五月二十日,张仲元、姚宝生看得总管脉息左关稍弦,右寸关沉缓,中气稍舒,唯脾元健运不畅。今用醒脾化湿之法调治。

生白术三钱　人参四钱　党参一钱五分　扁豆三钱(炒)　云茯苓三钱　广砂仁八分(研)　藿梗三钱　泽泻八分　谷芽三钱(炒)　广陈皮八分　炙甘草八分

【医案25】

光绪三十三年正月初三日,姚宝生看得总管脉息左关稍弦、右寸关缓滑,神力甚好,唯气道未舒、运化欠畅。今用益气调中之法调治。

人参八分　党参二钱　生白术二钱　茯苓三钱　山药三钱(炒)　姜半夏一钱　谷芽二钱(炒)　广砂仁八分(研)橘红七分(老树)　炙甘草五分

引用佛手柑六分

【医案26】

光绪三十三年正月初四日,照原方(李莲英总管)。

【医案27】

光绪三十三年正月初五日,照原方(李莲英总管)。

【医案28】

光绪三十三年正月初七日,张仲元、姚宝生看得总管脉息左关稍弦,右寸关缓滑,神力甚好,唯中气稍有未舒。今用益气调中之法调治。

人参八分　党参二钱　生白术二钱　茯苓三钱　山药三钱(炒)　谷芽二钱(炒)　广砂仁八分(研)　神曲一钱五分(炒)　橘红七分(老树)　姜半夏一钱

引用佛手柑六分

【医案29】

光绪三十三年正月初八日,照原方(李莲英总管)。

【医案30】

光绪三十三年正月初九日,张仲元、姚宝生看得总管脉息左关稍弦,右寸关缓滑,神力甚好,唯中气稍有未畅。今用益气调中之法调治。

人参八分　党参二钱　生白术二钱　广陈皮八分　广砂仁八分(研)　谷芽二钱(炒)　神曲一钱五分(炒)　炙甘草六分

引用佛手柑五分、鲜青果五个(研)

【按语】本医案中人参、党参益气补中,振奋脾元;白术健脾燥湿,与党参合用以益气健脾;茯苓渗湿健脾;炙甘草甘缓和中,调和诸药;谷芽、神曲健胃消食;砂仁行气健脾。诸药合用,共奏

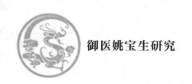

益气健脾和胃之功效。在此方基础上加用扁豆、茯苓、泽泻可健脾化湿,具有醒脾化湿之功效。

【医案31】

　　光绪三十三年正月二十二日,张仲元、姚宝生看得总管脉息左关稍弦,右寸关缓滑,神力甚好,唯肺胃气道欠畅、稍蓄湿饮。今用调中化湿之法调治。

　　生白术一钱五分　云茯苓二钱　橘红八分(老树)　半夏曲八分　谷芽三钱(炒)　炙枇杷叶一钱五分　广砂仁八分(研)　甘草六分

　　引用鲜芦根一支(切碎)、鲜青果五个(研)

【医案32】

　　光绪三十三年正月二十二日申刻,姚宝生看得总管脉息左关稍弦、右寸关缓滑,神力甚好,唯气道欠畅、湿饮未清。今用调中化湿之法调治。

　　生白术二钱　茯苓二钱　半夏曲八分　广砂仁八分(研)　炙香附八分　山药二钱(炒)　广陈皮七分

　　引用灯心草一支

【医案33】

　　光绪三十三年正月二十三日,张仲元、姚宝生看得总管脉息左关稍弦,右寸关缓滑,神力甚好,唯气道欠舒、湿饮未清。今用理脾化湿之法调治。

　　生白术二钱五分　云茯苓二钱　半夏曲八分　广砂仁八分(研)　炙香附六分　山药三钱(炒)　薏苡仁三钱(炒)　炙甘草六分

　　引用藿梗四分

【按语】白术、茯苓、薏苡仁、陈皮健脾化湿;山药平补肺、脾、肾三脏;半夏曲燥湿化痰、降逆止呕;香附疏肝行气;砂仁醒脾化湿。

【医案34】

光绪三十三年五月初九日,姚宝生看得总管脉息左关稍弦、右寸关缓滑而无力,稍觉受暑。今用清暑益气之法调治。

西洋参一钱　人参三钱　霜桑叶一钱五分　酒黄连四分　广陈皮七分　粉葛八分　扁豆三钱(炒)　竹叶六分
引用香薷三分

【按语】暑湿之证多由饮食劳倦损伤脾胃,复感暑湿之邪而引起,治以清暑益气为主,佐以芳香化湿之品。方中西洋参、人参补中益气;葛根生津止渴、发汗解表,能升发清阳,鼓舞脾胃阳气上升;香薷为夏月解表之要药,具有祛暑胜湿的功效。《本草纲目》记载:"世医治暑病,以香蒲饮为首药,然暑有乘凉饮冷,致阳气为阴邪所遏,遂病头痛发热恶寒,烦躁口渴,或吐或泻,或霍乱者,宜用此药,以发越阳气,散水和脾。若饮食不节,劳役作丧之人伤暑,大热大渴,汗泄如雨,烦躁喘促,或泻或吐者,乃劳倦内伤之证,必用东垣清暑益气汤、人参白虎汤之类,以泻火益元可也。若用香薷之药,是重虚其表而又济之以热矣。盖香薷乃夏月解表之药,如冬月之用麻黄,气虚者尤不可多服。"扁豆健脾燥湿化湿;桑叶清凉透表、疏肝解热;陈皮理气宽中;竹叶清心除烦。诸药合用,共奏益气解暑、健脾化湿之功效。

【医案35】

光绪三十四年正月初六日,张仲元、姚宝生看得总管脉息左关稍弦,右寸关缓滑,脾元欠畅,稍有湿热。今用调中化湿之法调治。

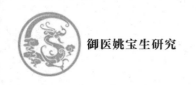

党参一钱　生白术一钱　茯苓一钱五分　橘红七分（署内）甘草五分

引用鲜芦根二支（切碎）、鲜青果三个（研）

【医案36】

光绪三十四年正月初七日,姚宝生谨拟李莲英总管代茶饮。

淡竹叶一钱　灯心草一支　广橘红五分　鲜青果七个（研）

水煎温服

【按语】此方亦为异功散化裁,原出自《小儿药证直诀》。光绪三十四年的李莲英已近老年,取此平和有效之剂,正适应其脾胃虚弱又兼气滞之症。

【医案37】

光绪三十四年正月初九日,庄守和、张仲元、姚宝生看得总管脉息左关稍弦,右寸关缓滑,脾元欠畅,稍有湿饮。今用理脾化湿之法调治。

茯苓二钱　生白术一钱五分　橘红七分（署内）半夏曲一钱　谷芽一钱五分（炒）　薏苡仁二钱（炒）　甘草五分

引用鲜青果三个（研）

本方减甘草、生白术,加炙甘草五分

【医案38】

光绪三十四年正月初十日申刻,张仲元、姚宝生看得总管脉息左关稍弦,右寸关缓滑,中气欠畅,稍有湿饮。今用调中化湿之法调治。

茯苓二钱　生白术一钱　竹茹八分　半夏曲八分　谷芽二钱(炒)　藿梗五分　广陈皮八分

引用鲜芦根一支(切碎)

【医案 39】

光绪三十四年正月十一日,张仲元、姚宝生看得总管脉息左关稍弦,右寸关缓滑,中气欠和,化湿较慢。今用理脾化湿之法调治。

党参二钱　生白术一钱五分　广陈皮八分　半夏曲八分　薏苡仁二钱(炒)　茯苓二钱　炙甘草五分

引用鲜芦根一支(切碎)

【医案 40】

光绪三十四年正月十二日,照原方(李莲英总管)。

【医案 41】

光绪三十四年正月十三日,照原方(李莲英总管)。

【医案 42】

光绪三十四年正月十四日,张仲元、姚宝生看得总管脉息左关稍弦,右寸关缓滑,脾元化湿尚有未畅。今用理脾化湿之法调治。

党参一钱五分　生白术一钱五分　茯苓二钱　橘红六分(署内)　薏苡仁二钱(炒)　半夏曲八分　谷芽二钱(炒)　炙甘草五分

引用鲜芦根一支(切碎)

【医案 43】

光绪三十四年正月十六日,张仲元、姚宝生看得总管脉息左关稍弦,右寸关缓滑,中气欠和,稍蓄饮热。今用调中化湿之法调治。

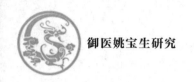

茯苓二钱　生白术一钱五分　广陈皮八分　竹茹八分
薏苡仁三钱(炒)　炙香附八分　半夏曲一钱　甘草五分

引用灯心草一支

【医案 44】

光绪三十四年正月十七日,张仲元、姚宝生看得总管脉息左关稍弦,右寸关缓滑,脾元欠畅,稍有湿饮。今用调中化湿之法调治。

茯苓二钱　生白术一钱五分　广陈皮八分　竹茹八分
桑叶一钱五分　炙香附五分　半夏曲一钱　甘草五分

引用灯心草一支

【医案 45】

光绪三十四年正月十八日,照原方(李莲英总管)。

【医案 46】

光绪三十四年正月二十三日申刻,张仲元、姚宝生看得总管脉息左关稍弦,右寸关缓滑,肠胃欠和,稍有湿气。今用理脾化湿之法调治。

党参二钱　生白术一钱五分　薏苡仁三钱(炒)　茯苓二钱　广陈皮八分　山药二钱(炒)　甘草五分

引用藿梗四分

【医案 47】

光绪三十四年正月二十四日,张仲元、姚宝生看得总管脉息左关稍弦,右寸关缓滑,中气欠和,化湿较慢。今用理脾化湿之法调治。

茯苓二钱　生白术一钱　橘红七分(署内)　半夏曲八分　薏苡仁三钱(炒)　霜桑叶二钱　甘草五分

引用灯心草一支

【医案48】

光绪三十四年正月二十五日,张仲元、姚宝生看得总管脉息左关稍弦,右寸关缓,中气欠和,脾元化湿较慢,腹中有时作痛,大便较勤。今用理脾调中之法调治。

党参一钱五分　生白术一钱五分　茯苓二钱　薏苡仁三钱(炒)　莲肉三钱　煨木香五分　广砂仁八分(研)　炙甘草六分

引用佛手柑五分

【医案49】

光绪三十四年正月二十六日,照原方(李莲英总管)。

【医案50】

光绪三十四年正月二十七日,张仲元、姚宝生看得总管脉息左关稍弦,右寸关缓滑,神力甚好,唯气道欠舒、湿饮未清。今用理脾化湿之法调治。

党参一钱五分　生白术五分　茯苓一钱五分　谷芽二钱(炒)　炙香附六分　广橘红五分　泽泻六分

引用佛手柑五分

【医案51】

光绪三十四年二月初十日酉刻,姚宝生看得总管脉息左关稍弦、右寸关缓滑,中气欠舒,稍有湿热。今用调畅中气之法调治。

生白术五分　茯苓一钱五分　谷芽二钱(炒)　炙香附六分　广橘红五分　泽泻六分

引用佛手柑五分

【医案52】

光绪三十四年二月十一日,张仲元、姚宝生看得总管脉息左关稍弦,右寸关缓滑,中气欠舒,化湿较慢。今用和中化湿之法调治。

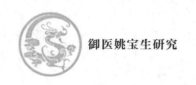

　　生白术五分　茯苓二钱　薏苡仁三钱(炒)　通草八分
广橘红五分　炙香附四分　谷芽二钱(炒)
　　引用鲜芦根一支(切碎)

【医案 53】

　　光绪三十四年二月十二日,张仲元、姚宝生看得总管脉息左关稍弦,右寸关缓滑,中气欠舒,健运未畅。今用理脾化湿之法调治。

　　党参一钱五分　生白术一钱　茯苓二钱　薏苡仁三钱(炒)　通草八分　广橘红五分　炙香附四分　谷芽三钱(炒)

　　引用鲜芦根一支(切碎)

　　【按语】以上诸医案多为异功散加减,辅以健脾化湿、疏肝行气之品。

第三节　瑾妃医案

　　瑾妃素有肝经有热、肺胃滞热之证,姚宝生常治以清肝热、行气化滞之法。

【医案 1】

　　八月初十日戌刻(年份不详),姚宝生请得瑾妃脉息右寸关滑数有力、左关弦数,肝经有火,肺胃蓄有湿热,气道不舒,以致胸胁刺痛、时觉满闷、饮食不香。今用清热化滞利湿之法调理。

酒黄芩二钱　栀子二钱（炒）　槟榔炭三钱　炙厚朴二钱

【医案2】

八月十一日（年份不详），姚宝生请得瑾妃脉息右寸关滑数、左关弦数，肝经有火，气道不舒，肺胃湿热见减，胸膈满闷觉轻，唯右胁仍觉刺痛、饮食不香。今用清热化湿滞之法调理。

酒黄芩三钱　栀子二钱（炒）　槟榔炭三钱　炙厚朴二钱　枳壳二钱（炒）　生建曲三钱　山楂三钱（炒）　荆芥二钱　薄橘红一钱五分　青皮一钱五分　木通一钱　甘草一钱

引用鲜荷叶一角（撕碎）

【医案3】

八月十一日申刻（年份不详），姚宝生请得瑾妃脉息右寸关滑数、左关弦数，肝经有火，肠胃蓄有湿滞，胸膈满闷见好，唯右胁仍觉刺痛。今用清热化滞之法调理。

酒黄芩三钱　栀子二钱（炒）　甘菊三钱　枳实二钱（炒）　槟榔三钱（炒）　炙厚朴二钱　山楂三钱（炒）　生大黄一钱五分　熟大黄一钱五分　生建曲三钱　知母三钱　薄橘红一钱五分　甘草一钱

引用薄荷一钱

【医案4】

八月十二日酉刻（年份不详），姚宝生请得瑾妃脉息右寸关滑数、左关沉弦，肝经郁热，气道不舒，肠胃滞热未净。今用清热化滞之法调理。

酒黄芩三钱　栀子三钱（炒）　橘红一钱五分　炙厚朴二钱　槟榔三钱（炒）　枳壳三钱（炒）　建曲三钱（炒）　山

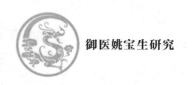

楂三钱(炒)　莱菔子三钱(炒,研)　　木通一钱五分　熟大黄二钱　甘草一钱

引用竹叶二钱五分

【医案5】

八月十三日(年份不详),姚宝生请得瑾妃脉息右寸关滑而稍数、左关沉弦,肝经郁热见好,唯肠胃滞热未清。今用清热化滞之法调理。

酒黄芩二钱　栝楼仁二钱(研)　栀子三钱(炒)　木通一钱　槟榔三钱(炒)　枳实二钱(炒)　炙厚朴二钱　山楂三钱(炒)　建曲三钱(炒)　熟大黄三钱　莱菔子三钱(炒,研)　甘草一钱

引用桃仁三钱(研)

【医案6】

八月十三日申刻(年份不详),照原方(瑾妃)。

【医案7】

八月十四日(年份不详),姚宝生请得瑾妃脉息右寸关缓而稍滑、左关沉弦,肠胃滞热已清,唯气道尚未舒畅。今用理气清热之法调理。

栀子二钱(炒)　枳实一钱五分(炒)　槟榔炭三钱　生杭白芍三钱　炙香附三钱　酒黄芩二钱　焦麦芽二钱　焦山楂二钱　焦神曲二钱　甘草一钱　青皮二钱(炒)　木香一钱(研)

引用桃仁三钱(研)

【按语】姚宝生治疗肠胃滞热之证,常以通利为主。医案5以小承气汤化裁,泄热通腹。酒黄芩清上焦热;栀子清三焦;山楂、建曲消食导滞。医案7加香附以疏风清热;加白芍以养肝

阴；加槟榔、枳实、青皮、木香以行气消滞。《用药心法》记载："槟榔，苦以破滞，辛以散邪，专破滞气下行。"

第四节　恭亲王医案

姚宝生参与了恭亲王的临危救治。清宫抢救重危病人必用生脉饮。此方出自唐代孙思邈所著《备急千金要方》，由人参、麦冬、五味子三味中药组成，具有益气敛汗、养阴生津之功效，主治热伤元气、阴津大耗、汗多体倦、气短口渴、脉来虚弱，以及久咳肺虚、呛咳少痰、短气自汗、口干舌燥等证。清宫皇帝以及妃嫔在弥留之际常用此方急救。例如，乾隆六十四年正月初三卯正一刻，即乾隆帝过世当日，医案记载："太上皇圣脉散大，原系年老气虚，屡进参莲饮无效。于本日辰刻驾崩。"参莲饮即生脉散加莲子。

【医案1】
闰三月十五日（年份不详），庄守和、张仲元、姚宝生诊得恭亲王脉息左关弦软而数，右寸关滑数无力、两尺重按虚弱；神识仍见迷闷，烦急不眠，多言自汗，目瞪直视，心悸口干，膈间痰滞不易咳出，面形消瘦，谷食不多，总因思虑不解，耗伤精神，由心肺气弱、肝郁痰盛所致。今用益气育神、清肝化痰之法调治。

西洋参三钱　朱茯苓四钱　柏子仁三钱　远志一钱（肉）　橘红一钱五分　玄参四钱　生杭白芍三钱　炙香附二钱　天冬三钱　姜栀子三钱　甘草一钱　川贝母四钱（去心）

引用竹沥膏三钱（化服）

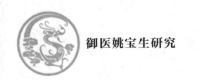

【按语】从上述医案可见，恭亲王心肺气弱、肝郁痰盛，而致膈间痰滞，不易咳出，故以西洋参、玄参滋阴，补益元气；以生白芍、香附疏肝解郁；以橘红、川贝母、竹沥膏清热化痰；以柏子仁、远志宁心安神。

【医案2】

　　闰三月十六日（年份不详），庄守和、张仲元、姚宝生诊得恭亲王脉息左关沉弦近数，右寸关洪滑兼数、尺部如昨；夜寐稍安，谷食微增，唯肝郁不解、心气不开、膈间痰热尚滞，以致神识未清、语言时有错乱，时或胸堵心悸、烦急自汗，痰仍稠黏，不易咳出。今用伸郁清肝、育神化痰之法调治。

　　西洋参三钱　　天冬三钱　　朱茯神四钱　　浙贝母三钱（研）　滧栝楼四钱（研）　橘红一钱　姜栀子仁二钱　玄参三钱　生杭白芍三钱　柏子仁三钱　炙香附二钱　远志一钱

　　引用竹沥膏三钱（化服）

【医案3】

　　四月初九日（年份不详），庄守和、张仲元、姚宝生诊得恭亲王脉息左关弦数，右寸关滑数，尺部见弱；肝经郁热未清，心虚肺燥，脾弱不易化湿，以致手足仍见浮肿，心急发热，烦热烦躁，自汗不能躺卧，坐睡蒙眬，痰仍稠黏，心悸气怯，舌疼糜烂，食少饮多，气体瘦弱，势属延缠。今用清燥益阴、平肝醒脾之法调治。

　　生熟地六钱（各三钱）　杭白芍三钱（炒）　云茯苓四钱　麦冬三钱　化橘红一钱　薏苡仁四钱　山药四钱（炒）　焦枣仁三钱　天花粉三钱　远志一钱　甘草一钱　川贝母三钱

　　引用谷芽三钱（炒）

【医案4】

四月初十日（年份不详），庄守和、张仲元、姚宝生诊得恭亲王脉息左关弦数而软，右寸关滑而力软、两尺虚弱无根；昨夜痰壅气喘，汗出如洗，耗伤气液，脾肺不固，元气过亏，精神异常委顿，不能躺卧，坐睡迷闷，筋脉瘈动，手足浮肿，形肉消瘦，证势重险，谨防喘汗虚脱。今用保元养阴、敛汗定喘之法调治。

西洋参三钱　沙参四钱　麦冬四钱(带芯)　熟地四钱
五倍子二钱　云茯苓四钱　川贝母三钱　玉竹三钱　广橘
红一钱五分　生杭白芍三钱　甘草一钱　款冬花三钱
引用浮小麦三钱

【按语】由上述医案可见，恭亲王痰壅气滞日益加重，元气不足，治宜保元养阴、敛汗定喘，以西洋参、沙参、麦冬、熟地益气养阴；以五信子敛汗；以茯苓、川贝母、玉竹、橘红、款冬花清热化痰定喘。

【医案5】

四月初十日丑刻(年份不详)，庄守和、张仲元、姚宝生诊得恭亲王脉息左关数而有力，尺部虚大，右三部软而无根；由戌至丑，汗出不止，喘息抬肩，痰热上壅，精神不固，证势重险，谨防虚脱。今用保肺固脱之法竭力调治。

人参三钱　麦冬三钱　老米五钱
水煎浓汁，频频饮之

【按语】生脉饮为清宫抢救重危病人必用之剂，本医案在生脉饮的基础上进行加减。人参味甘，具有大补元气、补脾益气的

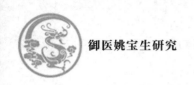

功效,用于挽救气脱危证及肺虚泄泻等一切气虚证。单用人参,名曰"独参汤",用于抢救虚脱、休克的患者。麦冬味甘、微苦、微寒,具有养阴清热、润肺止咳之功效。二药合用,共奏益气养阴、复脉固脱之效。

第五节　顺承郡王福晋医案

顺承郡王福晋脉证参合可见,其肝郁气滞、脾胃虚弱、胃蓄痰饮多引起气道不舒、头晕、头痛等症,治宜养阴扶脾调中。姚宝生常用四物汤养血柔肝:熟地黄滋阴补血,为臣;白芍养血柔肝和营,为佐;川芎活血行气、畅通气血,为使。四味合用,补而不滞,滋而不腻,养血活血。姚宝生亦常用二陈汤和胃化痰,多加砂仁以醒脾行气,加香附以疏肝理气。

【医案1】

光绪三十二年二月二十七日酉刻,姚宝生看得顺承郡王福晋脉息左关沉弦、右寸关滑软,两尺虚弱,阴分不足,脾元郁而太弱。今用养阴扶脾之法调治。

酒当归身四钱　香附三钱　焦酒白芍三钱　熟地三钱云茯苓四钱　白术一钱五分(炒)　煨木香一钱五分　缩砂仁二钱(研)　广陈皮一钱五分　萸连一钱五分　盐泽泻二钱　甘草一钱

引用灯心草二支

【医案2】

　　光绪三十二年二月二十八日,姚宝生看得顺承郡王福晋脉息左关沉弦、右寸关缓滑,两尺沉而无力,阴分不足,脾元虚弱,气道欠舒。今用养阴调中之法调治。

　　酒杭白芍四钱　当归四钱　炙香附三钱　熟地三钱
云茯苓四钱　白术一钱五分　朱麦冬四钱　广陈皮一钱五分　煨木香一钱五分　黄连一钱五分　盐泽泻二钱　甘草一钱

　　引用灯心草二支

【医案3】

　　光绪三十二年二月二十九日,照原方(顺承郡王福晋),减熟地,加霜桑叶三钱、酒黄芩二钱。

　　【按语】本方以四物汤加减。四物汤养血柔肝,加云茯苓、白术、陈皮以健脾化湿;加砂仁以行气醒脾;加黄连以清热燥湿化滞。《韩氏医道》记载:“火分之病,黄连为主,五脏皆有火,平则治,病则乱,方书有君火、相火、邪火、龙火之论,其实一气而已。故丹溪云,气有余便是火,分为数类。凡治本病,略炒以从:邪实火,以朴硝汤;假火,酒;虚火,醋;痰火,姜汁;俱浸透炒。气滞火,以茱萸;食积泄,黄土;血癥瘦痛,干漆;俱水拌同炒,去茱、土、漆。”

【医案4】

　　光绪三十二年三月初一日,姚宝生看得顺承郡王福晋脉息左关稍弦、右寸关滑而有力,肝郁欠舒,脾元软弱,上焦浮热未清。今用调中疏肝之法调治。

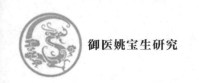

云茯苓四钱　广陈皮二钱　生白术一钱五分　酒黄芩二钱　栀子二钱(炒)　酒白芍三钱　炙香附三钱　当归四钱　焦枳实二钱　建曲三钱　炙厚朴一钱五分　甘草一钱

引用竹叶一钱五分

【医案5】

光绪三十二年三月初二日,姚宝生看得顺承郡王福晋脉息左关稍弦、右寸关浮滑,气道欠舒,唯稍感风寒、余热未清。今用调和营卫之法调治。

生白术一钱五分　陈皮一钱五分　云茯苓三钱　桑葚三钱　酒黄芩二钱　荆芥一钱五分(带穗)　全当归四钱　酒白芍三钱　女贞子三钱　栀子二钱(炒)　建曲三钱(炒)甘草一钱

引用薄荷梗八分

【医案6】

光绪三十二年三月初八日,姚宝生看得顺承郡王福晋脉息。

明天麻二钱　旋覆花三钱　甘菊三钱　化橘红三钱建泽泻三钱　南薄荷六分　栀子二钱(炒)　甘草一钱

引用生石膏、决明子五钱

【医案7】

光绪三十二年三月初九日,姚宝生看得顺承郡王福晋脉息左关沉弦、右寸关滑软,肝木欠舒,胃蓄痰饮,有时头晕作疼。今用养阴调中之法调治。

生杭白芍三钱　当归三钱　炙香附三钱　泽泻二钱云茯苓四钱　炙厚朴二钱　焦枳壳二钱　化橘红一钱五分姜半夏二钱　建曲三钱(炒)　连荙炭二钱　甘草一钱

引用夏枯草二钱

【按语】从脉象来看,左关沉弦,右寸关滑数,病在肝、脾两经,故治以调肝理气、和中化饮为主。医案中四物汤养血柔肝;二陈汤和胃化痰;香附疏肝理气;枳壳宽中理气;建曲消食化滞。上述药物合用,共奏养阴调中理气之功效。

第六节　垣大奶奶医案

德龄女士所著《清宫二年记》中记载,垣大奶奶是内务府大臣庆善的侄女,是慈禧之侄内媳,年轻守寡,久居于宫中,为慈禧太后最喜爱的四个女官之一。因此,其起病虽轻,亦由院判待诊。观其脉案,垣大奶奶患有胁痛、耳后项筋疼痛肿硬之证,为瘀血之证,由肝经郁热所致,治宜活血化瘀、清肝宣郁。姚宝生认为瘀血的发生多与脏腑亏损及脏腑功能失调有密切的关系。由于宫帏之中多隐曲,忧思悲愤,因此宫人多肝气郁结、情志不遂,常致肝郁气滞、肝脾不和之证。姚宝生在治疗瘀血证时,十分重视与脏腑的关联,常将活血化瘀法与调理脏腑治法结合运用,在重视瘀血病变的同时,亦重视导致瘀血成饮的整体治疗观点。胁痛之证治宜活血化瘀、和肝宣郁。方中多以香附疏肝理气;川楝子、乌药行气止痛;五灵脂活血止痛;当归、芍药养肝和肝,养肝阴;黄连和肝胃、调寒热;枳实、大黄、郁李仁通腑化滞;桃仁、三棱活血破瘀。对于垣大奶奶的胁痛,初始治疗以和肝疏肝、活血化瘀为主。经治疗,垣大奶奶气滞血瘀减轻,唯"肝郁不疏、血气未和";转用和中宣郁法、和中调气法、和中理气法、理气和血法,以调理气血,常以四物汤、四君子汤加减调和气血,以二

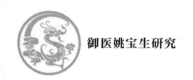

陈汤、平胃散加减调和脾胃。对于右耳下以及偏后项筋疼痛肿硬之证,姚宝生认为其由肝胃有火、风热上蒸所致,治宜清热凉血、活血散结。方中多用连翘、浙贝母、金银花清热解毒,消肿散结;当归、赤芍、川芎、没药等活血化瘀,散结消癥;夏枯草、柴胡清肝经郁热。

【医案1】

十一月初三日(年份不详),张仲元、姚宝生看得垣大奶奶脉息左关沉弦,右寸关弦而稍数,肝木欠舒,气道郁结未畅,以致胸胁串疼、有时堵闷。今用和肝宣郁之法调治。

炙香附三钱　酒白芍四钱　全当归四钱　栀子二钱(炒)　连萸炭一钱　云茯苓四钱　川楝子肉三钱　枳实一钱五分(炒)　熟大黄一钱　桃仁三钱(炒,研)　乌药二钱　甘草一钱

引用小枣肉三个

【医案2】

十一月初四日(年份不详),张仲元、姚宝生看得垣大奶奶脉息左关沉弦,右寸关弦滑稍数,肝木欠舒,气道郁结未畅,胸胁串疼,有时堵闷。今用和肝宣郁化滞之法调治。

酒杭白芍四钱　栀子二钱(炒)　桃仁泥三钱　当归四钱　熟大黄一钱五分　延胡索二钱(研)　川楝子三钱(研)　乌药二钱　枳壳二钱(炒)　萸连一钱(研)　怀牛膝三钱　甘草一钱

引用郁李仁三钱(研)

【医案3】

十一月初五日(年份不详),张仲元、姚宝生看得垣大奶奶脉息左关沉弦,右寸关滑而近数,肝郁未和,气道欠畅,胸膈堵闷见好,胁间尚觉串疼。今用和肝宣郁化滞之法调治。

栀子一钱五分(炒)　全当归四钱　延胡索醋二钱(炒,研)　川楝子肉二钱　乌药一钱五分　怀牛膝三钱　酒白芍四钱　五灵脂二钱(炒)　熟大黄三钱　枳壳一钱五分(炒)　桃仁三钱(炒,研)　甘草一钱

引用郁李仁三钱(研)

【医案4】

十一月初六日(年份不详),张仲元、姚宝生看得垣大奶奶脉息左关沉弦,右寸关滑而近数,肝郁未和,气道欠畅,胸胁串疼见好,身肢尚觉酸倦。今用和肝宣郁之法调治。

全当归四钱　酒白芍三钱　延胡索醋二钱(炒,研)　川楝子肉二钱(研)　五灵脂二钱(炒)　桃仁三钱(研)　熟大黄一钱五分　台乌药一钱五分　怀牛膝三钱　枳壳一钱五分(炒)　甘草一钱

引用郁李仁三钱(研)

【医案5】

十一月初七日(年份不详),张仲元、姚宝生看得垣大奶奶脉息左关沉弦,右寸关滑而近数,肝郁未和,气血凝滞。今用和肝宣郁之法调治。

全当归四钱　酒白芍四钱　醋延胡索二钱(炒,研)　五灵脂三钱　川楝子肉二钱(研)　三棱三钱(醋炒)　白蔻仁一钱(研)　青皮一钱五分(炒)　醋大黄一钱五分　栀子二钱(炒)　广陈皮一钱五分　生甘草一钱

引用郁李仁三钱(研)

【按语】医案中香附疏肝理气;川楝子、乌药行气止痛;五灵脂活血止痛;当归、白芍养肝和肝,养肝阴;黄连和肝胃、调寒热;

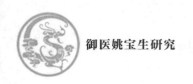

枳实、大黄、郁李仁通腑化滞；桃仁、三棱活血破瘀；川牛膝引血下行。诸药合用，共奏和肝疏肝、散瘀化滞之功效。

【医案6】

十一月初十日（年份不详），张仲元、姚宝生看得垣大奶奶脉息左关沉弦，右寸关弦数，肝郁未舒，血气未和，胁下时作闷疼。今用和中宣郁之法调治。

全当归三钱　酒白芍三钱　党参三钱　生白术三钱炙山萸一钱五分　云茯苓四钱　法半夏二钱（研）　广砂仁八分（研）　槟榔炭二钱　甘草一钱

引用生姜三片

本日酉刻照原方

【医案7】

十一月十一日（年份不详），张仲元、姚宝生看得垣大奶奶脉息左关沉弦，右寸关弦紧，肝郁未舒，血气未和，胁下时作闷疼。今用和中宣郁之法调治。

炙黄芪四钱　党参三钱　云茯苓五钱　生白术三钱全当归三钱　酒杭白芍三钱　川芎一钱　山萸肉二钱五味子一钱　官桂一钱（研）　高良姜一钱五分　炙甘草一钱

引用乌梅三个

【医案8】

十一月十二日（年份不详），张仲元、姚宝生看得垣大奶奶脉息左关沉弦，右寸关弦紧，肝郁欠舒，气血未和，胁下有时作疼。今用和中调气之法调治。

党参三钱　云茯苓四钱　生白术三钱　五味子一钱当归三钱　杭白芍三钱（炒）　川芎一钱五分　莫连一钱二分（炒，研）　肉桂八分（研）　生牡蛎三钱　炙甘草一钱

引用乌梅肉三个、小枳实二钱

【医案9】

十一月十二日(年份不详),照原方(垣大奶奶)。

垣大奶奶熨药方:老葱白两斤,用老醋拌匀,银锅炒热,熨于患处。

【医案10】

十一月十三日(年份不详),张仲元、姚宝生看得垣大奶奶脉息左关沉弦,右寸关弦紧,肝气欠舒,气血未和,胁下时作疼痛。今用和中理气之法调治。

党参三钱　云茯苓四钱　生白术三钱　茅苍术一钱五分(炒)　当归三钱　酒杭白芍三钱　川芎一钱五分　五味子一钱　肉桂一钱(研)　吴茱萸炭二钱　小枳实二钱(炒)　炙甘草一钱

引用乌梅肉三个

【医案11】

十一月十四日(年份不详),张仲元、姚宝生看得垣大奶奶脉息左关沉弦,右寸关弦紧,肝郁欠舒,气血未和,胁下有时作疼。今用和中理气之法调治。

党参三钱　云茯苓四钱　生白术三钱　广陈皮一钱五分　当归三钱　杭白芍三钱(炒)　川芎一钱五分　旋覆花三钱　肉桂一钱(研)　吴茱萸炭一钱五分　小枳实一钱五分　甘草一钱

引用乌梅肉三个

【按语】医案中以四君子汤、四物汤加减调和气血,佐以肉桂引火归元、吴茱萸炭温中止痛、旋覆花行气散结。《本草纲目》记载:"旋覆花治诸病,其功只在行水、下气、通血脉尔。"

【医案 12】

十一月十六日（年份不详），姚宝生看得垣大奶奶脉息左关沉弦、右寸关弦而稍滑，肝郁欠舒，血气未和，胁下有时化痛。今用理气和血之法调治。

党参三钱　焦白术三钱（土炒）　云茯苓四钱　全当归四钱　砂仁一钱五分（研）　煨木香一钱五分　祁艾三钱（炒）　厚肉桂一钱（研）　萸连一钱六分（各八分，研）　枳实一钱五分（炒）　酒白芍四钱　炙甘草一钱

引用炙香附一钱

【医案 13】

十一月十七日（年份不详），张仲元、姚宝生看得垣大奶奶脉息左关沉弦、右寸关弦而稍滑，肝郁欠舒，血气未和，胁下有时作痛。今用理气和血之法调治。

党参三钱　焦白术三钱　云茯苓四钱　全当归四钱　砂仁一钱五分（研）　煨木香一钱五分　祁艾炭三钱　厚肉桂一钱（研）　萸连一钱六分（各八分，研）　白芷一钱五分（炒）　酒白芍四钱　炙甘草一钱

引用炙香附一钱

【医案 14】

十一月十八日（年份不详），张仲元、姚宝生看得垣大奶奶脉息左关稍弦，右寸关沉滑，诸症均好，唯气血稍有未和。今用理气和血之法调治。

党参三钱　焦白术三钱　云茯苓四钱　全当归三钱　砂仁一钱　煨木香一钱　祁艾炭二钱　厚肉桂八分（研）　萸连一钱二分（各六分，研）　白芷一钱（炒）　酒白芍四钱　炙甘草一钱

引用炙香附一钱

【医案15】

十一月十九日（年份不详），张仲元、姚宝生看得垣大奶奶脉息和缓，诸症俱好，唯胃气欠和。今用和胃代茶饮调治。

茯苓三钱　陈皮一钱五分　白术二钱（炒）　当归二钱酒白芍二钱　木香六分　麦芽三钱（炒）　甘草八分

水煎代茶饮

【医案16】

光绪三十二年正月二十七日酉刻，姚宝生看得垣大奶奶脉息左关沉弦、右寸关滑而稍数，肝木欠舒，肺胃饮热上蒸，气道不畅，以致胁下串疼、不时呕吐。今用舒肝和胃宣郁之法调治。

生杭白芍三钱　延胡索三钱（炒，研）　怀牛膝三钱青皮二钱（炒）　云茯苓五钱　广陈皮三钱　焦茅苍术一钱五分　姜黄连二钱（研）　炙厚朴二钱　枳实一钱五分（炒）槟榔三钱（炒）　甘草一钱

引用姜汁少半匙，冲服

【医案17】

光绪三十二年正月二十八日，姚宝生看得垣大奶奶脉息左关沉弦、右寸关滑而稍数，肝木欠舒，肺胃蓄有饮热，以致胁下作痛、不时呕吐。今用舒肝调中之法调治。

生杭白芍三钱　炙香附三钱　怀牛膝三钱　青皮一钱五分　云茯苓四钱　广陈皮二钱　焦茅苍术一钱五分　姜黄连一钱五分　枳实二钱（炒）　槟榔三钱（炒）　甘草一钱炙厚朴一钱五分

引用生姜三片

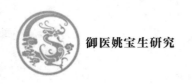

【医案18】

光绪三十二年正月二十九日,姚宝生看得垣大奶奶脉息左关沉弦、右寸关滑而稍数,肝木未舒,肺胃蓄有饮热,荣分已行,唯胁下尚觉串痛,仍不时呕吐。今用调中舒肝之法调治。

酒杭白芍三钱　炙香附三钱　乌药二钱　青皮一钱五分(炒)　云茯苓四钱　姜黄连一钱五分　炙厚朴二钱　槟榔三钱(炒)　焦茅苍术一钱五分　枳壳二钱(炒)　熟大黄三钱　甘草一钱

引用藿梗八分

【医案19】

光绪三十二年二月初一日,照原方(垣大奶奶)。

【按语】本医案以平胃散化裁,燥湿运脾,行气和胃。白芍养肝阴;香附理气疏肝;藿梗、青皮、乌药行气止痛;枳壳理气宽中,行滞消胀止呕;大黄、槟榔通腑下气。全方共奏和胃止呕、健脾化湿、疏肝理气之功效。

【医案20】

二月初二日(年份不详),姚宝生看得垣大奶奶脉息左关沉弦、右寸关滑而稍数,中气稍和,呕吐见好,唯肝木未舒,胁下时作串痛。今用舒肝理气之法调治。

酒杭白芍四钱　延胡索二钱(炒,研)　怀牛膝三钱　川芎一钱五分　云茯苓四钱　枳实一钱五分(炒)　炙厚朴二钱　广砂仁一钱五分(研)　焦茅苍术一钱五分　姜黄连一钱五分　煨木香一钱五分　甘草一钱

引用佛手柑一钱

【医案 21】

二月初三日(年份不详),姚宝生看得垣大奶奶脉息左关沉弦、右寸关缓滑,中气渐和,呕吐已止,唯胁下时有串痛、荣分欠调。今用舒肝调经之法调治。

酒杭白芍四钱　炙香附三钱　全当归四钱　川芎一钱五分　云茯苓四钱　广砂仁二钱(研)　炙厚朴二钱　乌药二钱　祁艾炭二钱　酒黄连一钱五分(研)　炙甘草一钱

引用佛手柑一钱

【医案 22】

二月初四日(年份不详),照原方(垣大奶奶)。

【医案 23】

二月初五日(年份不详),姚宝生看得垣大奶奶脉息左关沉弦、右寸关缓滑,中气渐和,唯肝木欠舒、胸胁有时串痛。今用舒肝调脾之法调治。

焦酒白芍四钱　当归四钱　炙香附三钱　丹参三钱　云茯苓四钱　白术二钱(土炒焦)　焦枳实二钱　乌药一钱五分　祁艾炭三钱　广砂仁一钱五分(研)　吴萸连一钱五分　炙草一钱

引用佛手柑一钱五分

【医案 24】

二月初六日(年份不详),姚宝生看得垣大奶奶脉息左关稍弦、右寸关滑软,中气已和,唯肝木欠舒,脾土软弱。今用舒肝理脾之法调治。

焦酒白芍四钱　当归身四钱　炙香附三钱　祁艾二钱(炒)　酒丹参四钱　白术二钱(土炒)　云茯苓四钱　广砂仁二钱　黄连炭二钱(研)　乌药一钱五分　法半夏一钱五分(研)　炙甘草一钱

引用乌梅肉一钱五分(研)

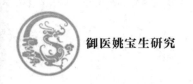

【医案 25】

二月初七日（年份不详），姚宝生看得垣大奶奶脉息左关稍弦、右寸关滑软，中气已和，唯肝木欠舒，脾土虚弱。今用舒肝理脾之法调治。

焦酒白芍四钱　当归身三钱　炙香附三钱　祁艾三钱（炒）　怀牛膝三钱　丹参四钱　云茯苓四钱　白术二钱（土炒）　萸连炭二钱　广砂仁一钱五分（研）　台乌药二钱　炙甘草一钱

引用乌梅肉二钱（炒）

【医案 26】

二月初八日（年份不详），姚宝生看得垣大奶奶脉息左关稍弦、右寸关缓滑，中气已和，唯肝木未舒、脾土虚弱。今用舒肝理脾之法调治。

酒杭白芍四钱　当归四钱　炙香附三钱　青皮一钱五分（炒）　怀牛膝三钱（酒炒）　焦祁艾三钱　台乌药二钱　白术一钱五分　云茯苓四钱　酒黄连一钱五分（研）　广木香一钱五分　甘草一钱

引用白蔻仁八分（研）

【医案 27】

二月初十日（年份不详），姚宝生看得垣大奶奶脉息左关沉弦、右寸关滑软，中气已和，唯肝木未舒、胁下时作串痛。今用舒肝理脾之法调治。

酒杭白芍四钱　当归四钱　炙香附三钱　青皮一钱五分（炒）　怀牛膝三钱　木香一钱五分　祁艾炭三钱　萸连一钱五分　五灵脂二钱（炒）　茯苓四钱　山楂肉三钱（炒）　甘草一钱

引用白蔻仁二钱（研）

【医案28】

二月十一日(年份不详),姚宝生看得垣大奶奶脉息左关沉弦、右寸关缓滑,肝木未舒,胁下时作串痛。今用舒肝理脾之法调治。

酒杭白芍四钱　当归四钱　五灵脂二钱(炒)　延胡索二钱(炒,研)　怀牛膝三钱　青皮一钱五分(炒)　祁艾炭三钱　焦枳壳二钱　云茯苓四钱　炙厚朴一钱五分　山楂肉三钱(炒)　甘草一钱

引用砂仁二钱(研)

【医案29】

二月十二日(年份不详),照原方(垣大奶奶)。

【医案30】

二月十三日(年份不详),姚宝生看得垣大奶奶脉息左关沉弦、右寸关缓滑,肝木未舒,胁下有时作痛。今用舒肝理脾之法调治。

酒杭白芍四钱　当归四钱　五灵脂二钱(炒)　炙香附三钱　怀牛膝三钱　焦枳壳二钱　祁艾炭三钱　炙厚朴一钱五分　神曲三钱(炒)　黄连一钱五分(炒,研)　盐缩砂二钱(研)　甘草一钱

引用佛手柑一钱五分

【医案31】

二月十四日(年份不详),姚宝生看得垣大奶奶脉息左关沉弦、右寸关缓滑,中气渐和,唯肝木尚有未舒、胁下时作串痛。今用舒肝理脾膏调治。

酒杭白芍六钱　当归八钱　炙香附八钱　丹参六钱　祁艾炭五钱　川芎四钱　杜仲炭六钱　黄连三钱(研)　神曲六钱(炒)　缩砂仁五钱(研)　焦白术六钱　木香四钱(研)

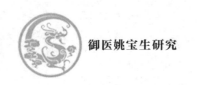

共以水煎透,去渣,再熬,浓汁兑炼蜜收膏,每服一匙,开水冲服

【医案32】

二月十六日(年份不详),姚宝生看得垣大奶奶脉息左关沉弦、右寸关缓滑,肝木欠和,胃脘稍蓄饮滞,有时呕吐。今用舒肝和胃之法调治。

酒杭白芍四钱　当归三钱　炙香附三钱　青皮一钱五分(炒)　云茯苓四钱　法半夏二钱(研)　广陈皮二钱　白术一钱五分(土炒)　焦茅苍术一钱五分(土炒)　厚朴二钱　吴萸连二钱(研)　甘草一钱

引用藿梗八分

【医案33】

三月初四日(年份不详),姚宝生看得垣大奶奶脉息左关弦数、右寸关滑数,肝胃有火,风热上蒸,以致右耳下以及偏后项筋疼痛肿硬、身肢发热、两胁串痛。今用清肝稍佐舒肝之法调治。

连翘三钱　霜桑叶三钱　浙贝母二钱　金银花二钱　荆芥二钱　夏枯草三钱　薄荷八分　赤芍三钱　当归尾三钱　酒栀子一钱五分　木通八分　甘草一钱

引用广陈皮一钱五分

【医案34】

三月初五日(年份不详),姚宝生看得垣大奶奶脉息左关弦数、右寸关滑数,肝胃有火,风热上蒸稍退,左胁串疼,右耳项下疼痛肿硬。今用清解舒肝之法调治。

连翘三钱　浙贝母二钱　金银花三钱　牛蒡子三钱(研)　薄荷八分　银柴一钱五分　赤芍三钱　夏枯草三钱　当归尾三钱　没药三钱(炒)　酒栀子二钱　生甘草一钱

引用熟大黄一钱

【医案35】

三月初七日（年份不详），姚宝生看得垣大奶奶脉息左关弦数、右寸关滑而近数，风热见退，寒热渐平，唯肝经郁热未舒、左胁串疼、右耳项下疼痛肿硬。今用清热舒肝之法调治。

连翘三钱　浙贝母二钱　金银花三钱　牛蒡子三钱（研）　银柴一钱五分　酒栀子二钱　薄荷八分　枳壳一钱五分（炒）　当归尾三钱　赤芍三钱　川芎一钱五分　生甘草一钱

引用夏枯草三钱

【医案36】

三月初八日（年份不详），姚宝生看得垣大奶奶脉息左关弦数、右寸关滑而近数，身肢寒热渐平，唯肝经郁热未清、右耳项下疼痛肿硬，左胁尚时作串痛。今用清热舒肝之法调治。

连翘三钱　浙贝母二钱　金银花三钱　柴胡一钱五分　薄荷六分　夏枯草三钱　赤芍三钱　当归尾三钱　川芎一钱五分　广陈皮一钱五分　神曲三钱（炒）　甘草一钱

引用灯心草二支

【医案37】

三月初九日（年份不详），姚宝生看得垣大奶奶脉息左关弦而稍数、右寸关滑而近数，肝经郁热未清，耳后项筋疼痛肿硬。今用清热舒肝之法调治。

连翘三钱　浙贝母二钱　柴胡一钱五分　夏枯草三钱薄荷六分　赤芍三钱　当归尾三钱　川芎一钱五分　广陈皮一钱五分　神曲三钱　甘草一钱　没药一钱五分（炒）

引用灯心草二支

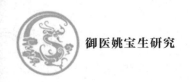

【医案38】

三月初十日（年份不详），姚宝生看得垣大奶奶脉息左关弦而稍数、右寸关滑而近数，肝经郁热未清，耳后项筋肿硬疼痛。今用清肝宣郁之法调治。

连翘三钱　浙贝母二钱　柴胡一钱五分　夏枯草三钱　桔梗二钱　赤芍三钱　当归尾三钱　没药二钱（炒）　川芎一钱五分　广陈皮一钱五分　神曲三钱（炒）　甘草一钱

引用灯心草二支

【医案39】

三月十一日（年份不详），姚宝生看得垣大奶奶脉息左关弦而稍数、右寸关滑而近数，肝胃郁热欠舒，耳后项筋肿硬疼痛。今用清肝宣郁之法调治。

连翘三钱　浙贝母二钱　柴胡一钱五分　夏枯草三钱　桔梗二钱　赤芍三钱　当归尾三钱　没药二钱（炒）　川芎一钱五分　广陈皮一钱五分　神曲三钱（炒）　甘草一钱

引用荆芥八分

【医案40】

三月十二日（年份不详），姚宝生看得垣大奶奶脉息左关弦而稍数、右寸关近数，肝经郁热渐舒，耳下肿硬见好，唯项筋尚肿硬疼痛。今用舒肝清热之法调治。

连翘三钱　浙贝母二钱　川芎一钱五分　夏枯草三钱　赤芍三钱　当归尾三钱　桔梗二钱　没药二钱（炒）　泽泻一钱五分　神曲三钱　广陈皮一钱五分　甘草一钱

引用薄荷三分

【医案41】

三月十三日（年份不详），姚宝生看得垣大奶奶左关弦而稍数、右寸关近数，肝经郁热渐舒，耳下肿硬见好，唯项筋尚肿硬疼痛。今用舒肝清热之法调治。

连翘三钱　浙贝母二钱　川芎一钱五分　夏枯草三钱　赤芍三钱　当归三钱　炙香附二钱　没药二钱(炒)　泽泻一钱五分　神曲三钱　广陈皮一钱五分　甘草一钱

引用薄荷三分

【医案 42】

三月十九日(年份不详),姚宝生谨拟垣大奶奶清热舒肝之法。

连翘三钱　浙贝母二钱　金银花三钱　夏枯草三钱　酒栀子一钱五分　赤芍三钱　当归三钱　没药二钱(炒)　桔梗二钱　川芎一钱五分　枳壳一钱五分(炒)　甘草一钱

引用灯心草二支

【按语】对于右耳下以及偏后项筋疼痛肿硬之证,姚宝生认为其由肝胃有火、风热上蒸所致,治宜清热凉血、活血散结。连翘、浙贝母、金银花清热解毒,消肿散结;当归、赤芍、川芎、没药等活血化瘀,散结消瘰;夏枯草、柴胡清肝经郁热;栀子清三焦之热;桔梗载药上行,清散耳下肿硬。

第七节　二格格医案

观二格格医案,可见其患有下焦虚寒之证,治宜养阴祛寒调中。方中以四物汤加减养血补血,加入胡芦巴、肉苁蓉等祛寒之品,加入砂仁、木香以醒脾开胃。

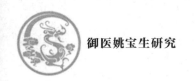

【医案1】

光绪三十二年三月初二日,姚宝生看得二格格脉息左关沉弦、右寸关虚缓,两尺软弱无力,下焦虚寒,脾湿而弱。今用养阴理脾之法调治。

酒当归身四钱　川芎一钱五分　炙香附三钱　酒白芍三钱　杜仲炭二钱　牛膝二钱(炒)　煨木香一钱五分　泽泻一钱五分　云茯苓四钱　缩砂仁二钱(研)　白术一钱五分(炒)　炙甘草一钱

引用酒黄芩炭二钱

【医案2】

光绪三十二年三月初九日,姚宝生看得二格格脉息左关沉弦、右寸关缓滑,两尺虚弱,中气欠舒,阴分不足,下焦湿寒。今用养阴调中之法调治。

酒当归身四钱　川芎一钱五分　炙香附三钱　酒白芍三钱　杜仲炭三钱(盐炒)　怀牛膝三钱(炒)　木香一钱五分　木瓜三钱　云茯苓四钱　白术二钱　胡芦巴二钱(盐炒)　甘草一钱

引用萸连炭一钱五分

【医案3】

光绪三十二年三月初十日,姚宝生看得二格格脉息左关沉弦、右寸关缓滑,两尺虚弱,气道欠舒,阴分不弱,下焦湿寒。今用养阴祛寒理气之法调理。

酒当归身四钱　川芎一钱五分　炙香附三钱　酒白芍四钱　制肉苁蓉三钱　牛膝三钱(炒)　杜仲炭三钱(盐炒)　云茯苓四钱　白术二钱(土炒)　祁艾三钱(炒)　炙甘草一钱

引用木香一钱、盐黄柏炭三钱

【医案4】

光绪三十二年三月十一日,二格格照昨方减川芎,并拟养阴祛寒丸。

炙肉苁蓉六钱　当归身六钱　酒杭白芍四钱　焦茅苍术四钱　盐黄柏四钱　熟地黄六钱　木瓜六钱　蕲艾六钱(炒)　泽泻四钱　杜仲炭八钱

共研面,炼蜜兑益母膏四两为小丸,每服三钱,温开水送下

【按语】由本医案可见,二格格患有脾肾亏虚兼下焦虚寒,治宜补脾益肾、补益气血、温经散寒行滞,采用四物汤加减以补脾补血。香附与木香养血柔肝、行气开郁,与四物汤合用共同调和气血;砂仁醒脾;杜仲、怀牛膝滋补肝肾;泽泻、茯苓利水渗湿;胡芦巴温肾阳、逐寒湿;制肉苁蓉补肾阳、益精血;蕲艾温经散寒;川芎活血化瘀;引经药盐黄柏炭引诸药入肾经。从此医案中可见,上调肝、中健脾、下滋肾为遣方用药的治则。

第八节　三格格医案

观三格格医案,可见其素有饮热内停、外感风寒,引动痰饮而致咳嗽。姚宝生治疗外感注重清解与和解并用,常以荆芥、苏叶辛温发散,以桑叶、菊花辛凉解表,寒温并用,发散透表。在解表的同时注重调理肝脾,以二陈汤加减健脾燥湿化痰,辅以香附疏肝理气、调畅气机。

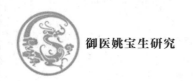

【医案1】

光绪三十二年三月十八日申刻,姚宝生看得三格格脉息左关浮弦、右寸关滑而有力,内蓄饮热,气道欠畅,外感风寒,寒热往来,头疼身痛。今用清解化饮之法调治。

冬桑叶三钱　荆芥二钱　薄橘红一钱五分　建曲三钱
紫苏梗叶各一钱五分　酒黄芩一钱五分　炙厚朴一钱五分
炙香附三钱　麦芽三钱(炒)　甘菊三钱　淡竹叶一钱五分
甘草一钱

引用薄荷四分

【医案2】

光绪三十二年三月十九日,姚宝生看得三格格脉息左关稍弦、右寸关滑而近数,外感渐解,唯内热未清、气道欠畅。今用清热化饮之法调治。

酒黄芩三钱　知母三钱　霜桑叶三钱　玄参四钱　溏栝楼四钱　甘菊三钱　化橘红一钱五分　建曲三钱(炒)
焦枳实一钱五分　炙厚朴一钱五分　薄荷梗四分　甘草一钱

引用牛蒡子三钱(研)

【医案3】

光绪三十二年三月二十日,姚宝生看得三格格脉息左关稍弦、右寸关沉滑,外感已好,唯肺胃饮热未清、气道欠畅。今用清热化饮之法调治。

酒黄芩二钱　川贝母二钱(研)　桑白皮叶三钱　知母二钱　细生地黄三钱　栝楼三钱(研)　焦枳实二钱　大黄炭一钱五分　神曲三钱(炒)　橘红一钱　淡竹叶一钱五分
甘草一钱

引用薄荷梗三分

【医案4】

光绪三十二年三月二十一日，姚宝生看得三格格脉息左关稍弦、右寸关缓滑，外感已好，气道渐畅，唯饮热未清。今用清热和中之法调治。

酒黄芩二钱　玄参三钱　桑白皮叶三钱　广陈皮一钱五分　细生地黄三钱　枳壳一钱五分（炒）　云茯苓三钱泽泻一钱五分　神曲二钱（炒）　甘草一钱

引用淡竹叶一钱

【按语】医案中以辛凉之桑白皮、桑叶、甘菊、薄荷与辛温之荆芥、紫苏合用，既解表散邪，又助黄芩、竹叶透散内热；次日外感减轻，故减荆芥，增牛蒡子为引，助辛凉透散。本方加入建曲以消食化滞、健脾止泻；加入栝楼、枳实、大黄以通腑、降肺经之热。

第九节　四格格医案

四格格为庆亲王奕劻之女，入宫后与垣大奶奶同为慈禧太后最亲信的四个女官之一。观其脉案，症状以咳嗽为主，肝、肺二经之病由肝经郁热，木火刑金所致。《素问·五运行大论》记载："气有余，则制己所胜而侮所不胜；其不及，则己所不胜侮而乘之，己所胜轻而侮之。侮反受邪，侮而受邪，寡于畏也。"肝脉布于胁肋，上注于肺，与肺之关系密切，肝气久郁，气有余便是火，肝侮肺，木火即可邢金，熏灼肺脏，炼液为痰，致使咳嗽不停，

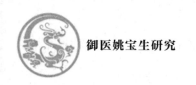

治宜肝肺同治,多采用清肺理气平肝之法。

【医案1】

光绪三十年二月初三日,姚宝生看到四格格脉息右寸关滑数、左关弦而近数,肺胃郁热,气道不舒,肝木郁而化火,以致胸膈不爽、呛嗽无痰、不能安卧。今用清肺理气平肝之法调治。

枇杷叶三钱　款冬花三钱　桑白皮叶三钱　川贝母二钱　杏仁泥三钱　麦冬三钱　溏栝楼三钱　陈皮一钱五分　栀子仁二钱(炒)　炙香附二钱　云茯神四钱　生甘草一钱

引用鲜芦根二支(切碎)

【医案2】

光绪三十年二月初四日,姚宝生看得四格格脉息右寸关滑而稍数、左关弦而近数,肺胃郁热见好,唯膈间气道尚不舒畅、肝热未退,咳嗽虽轻但仍不时作呛,夜卧稍安。今用清肺理气和肝之法调治。

炙枇杷叶三钱　款冬花三钱　炙桑白皮二钱　川贝母二钱　杏仁泥三钱　麦冬三钱　溏栝楼二钱　陈皮一钱五分　生杭白芍三钱　炙香附二钱　云茯神四钱　生甘草一钱

引用鲜芦根二支(切碎)

【医案3】

光绪三十年二月初五日,姚宝生看得四格格脉息右寸关浮滑稍数、左关弦而近数,肝肺有热,微感风凉,以致膈间气道不舒、时作呛嗽,夜卧仍觉不安。今用清肺宣郁和肝之法调治。

炙枇杷叶三钱　前胡一钱五分　桑白皮叶三钱　川贝母二钱　杏仁泥三钱　紫苏梗一钱　桔梗二钱　橘红一钱栀子一钱五分(炒)　炙香附二钱　云茯神四钱　生甘草一钱

引用鲜芦根二支(切碎)

【医案4】

光绪三十年二月初六日,姚宝生看到四格格脉息右寸关滑而稍数、左关弦而近数,外感已解,惟肺胃蓄有饮热,膈间气道不舒。以致时作咳嗽,唾有稀痰。今用清肺化湿和肝之法调治。

炙枇杷叶三钱　川贝母三钱　桑白皮叶三钱　紫苏梗一钱　杏仁泥三钱　陈皮一钱五分　云茯苓四钱　泽泻一钱五分　栀子一钱五分(炒)　炙香附二钱　甘草一钱

引用鲜芦根二支(切碎)

【医案5】

光绪三十年二月初七日,姚宝生看得四格格脉息右寸关滑而稍数、左关稍弦,咳嗽见好,唯膈间气道尚不舒畅、饮热未清。今用清肺化饮之法调治。

炙枇杷叶三钱　川贝母二钱　炙桑白皮一钱五分　款冬花三钱　炙紫菀二钱　陈皮一钱五分　云茯苓三钱　紫苏梗八分　炙香附二钱　栀子一钱五分(炒)　生杭白芍三钱　甘草一钱

引用鲜芦根二支(切碎)

【按语】对于肺胃有热、气道不舒,姚宝生治以清肺理气平肝之法。医案1中枇杷、桑白皮、款冬花清肝肺之热;栝楼、川贝

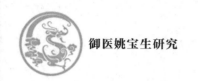

母、杏仁清热化痰。之后外感微凉导致咳嗽加重,故医案3加前胡以疏风散邪;加紫苏梗以宣发肺气;加桔梗助杏仁、紫苏梗理气化痰。医案5中炙紫菀清热化痰、泻肺平喘;陈皮、云茯苓、紫苏梗行气燥湿化痰;香附疏肝理气;白芍养肝阴、和肝。上述诸药合用,共奏清肺化饮、疏肝理气之功效。

第十节　崔玉贵总管医案

崔玉贵为光绪年间清宫的总管太监,地位仅次于李莲英,内廷称其为二总管。从脉案可见,其患有咳嗽、痰饮等症,主要以肝、肺二经为主,多以清肝疏肝理气、清肺化痰之法治疗。

【医案1】

光绪三十年七月二十八日,姚宝生谨拟崔玉贵总管清热理气化湿饮。

炙枇杷叶三钱　桑白皮叶三钱　川贝母三钱(研)　法半夏二钱(研)　炙厚朴二钱　建曲三钱(炒)　橘红一钱五分　栀子二钱(炒)　酒黄芩三钱　杏仁泥三钱　甘草一钱　大腹皮三钱

引用山楂肉三钱(炒)

【医案2】

光绪三十年正月十九日,张仲元、姚宝生谨拟总管崔老爷清热化饮之法。

酒黄芩三钱　黑栀子三钱　酒黄连炭一钱五分(研)

浙贝母三钱(研)　甘菊三钱　桑白皮二钱　枳实二钱(炒)

栝楼三钱(研)　炙枇杷叶三钱　甘草一钱

　　引用橘红三片(老树)

【按语】崔玉贵总管多见肝肺有热。姚宝生常以桑叶、菊花疏肝清热;黄芩、栀子、桑白皮、川贝母、浙贝母、杏仁清热化痰;枇杷叶润肺止咳;半夏、橘红燥湿化痰;枳实、栝楼泻热通腑。姚宝生在治疗上焦热盛所致咳嗽、痰饮之症时,注重应用通腑法。肺与大肠相表里,运用枳实、栝楼泻下通腑,大肠滞热得去,则肺热得清。